Erstversorgung im Notfall – das Duty to Respond-Kursbuch

Erstversorgung im Notfall – das Duty to Respond-Kursbuch

Matthew D. Sztajnkrycer, Anthony Connelly (Hrsg.)

Programmbereich Medizin

Matthew D. Sztajnkrycer
Anthony Connelly
(Hrsg.)

Erstversorgung im Notfall – das Duty to Respond-Kursbuch

Souverän handeln in Akutsituationen

Deutsche Ausgabe herausgegeben von Johannes Pranghofer

ITLS International Trauma Life Support GERMANY

hogrefe

Johannes Pranghofer
Malteser Hilfsdienst gemeinnützige GmbH
Bildungszentrum Rettungsdienst in Wetzlar, Ludwigshafen, Trier, Korntal, Freiburg
Siebenbürgenstraße 1
70825 Korntal-Münchingen
Deutschland
E-Mail: johannes.pranghofer@malteser.org

Bibliografische Information der Deutschen Nationalbibliothek
Die Deutsche Nationalbibliothek verzeichnet diese Publikation in der Deutschen Nationalbibliografie; detaillierte bibliografische Daten sind im Internet über http://www.dnb.de abrufbar.

Anregungen und Zuschriften bitte an:
Hogrefe AG
Lektorat Medizin
Länggass-Strasse 76
3012 Bern
Schweiz
Tel. +41 31 300 45 00
info@hogrefe.ch
www.hogrefe.ch

Lektorat: Susanne Ristea
Redaktionelle Bearbeitung: Susanne Ristea
Herstellung: Daniel Berger
Fotos und Algorithmen Innenteil: siehe Bildnachweis
Satz: Claudia Wild, Konstanz
Umschlag: Verlag intern
Druck und buchbinderische Verarbeitung: Finidr s.r.o., Český Těšín
Printed in Czech Republic

1. Auflage 2025

(E-Book-ISBN_PDF 978-3-456-96372-3)
(E-Book-ISBN_EPUB 978-3-456-76372-9)
ISBN 978-3-456-86372-6
https://doi.org/10.1024/86372-000

Besonderer Dank geht an Alexander „Sascha“ Antonov.

Inhaltsverzeichnis

1 Wichtige Algorithmen . . . 11
Erstversorgung im Notfall . . . 12
Eintreffen an der Einsatzstelle . . . 13
DTR – Schnelle Trauma-Untersuchung . . . 14

2 Key Points – Schlüsselinhalte (Modul 1–8) . . . 15
Modul 1: Beurteilung der Einsatzstelle . . . 16
Beurteilung der Einsatzstelle . . . 16
Modul 2: Patienteneinschätzung . . . 18
Ersteinschätzung . . . 18
Ersteinschätzung im Detail . . . 19
Wann ist die Ersteinschätzung zu unterbrechen? . . . 19
Woran ist ein schwerverletzter Patient zu erkennen? . . . 20
DTR – Schnelle Trauma-Untersuchung . . . 20
Modul 3: Lebensbedrohliche Blutungen und Schock . . . 23
Lebensbedrohliche Blutungen unter Kontrolle bringen! . . . 23
Modul 4: Atemweg und Belüftung . . . 24
Atmung/Belüftung erhalten oder Beatmung starten! . . . 24
Modul 5: Versorgung während des Transports und bei verzögertem Transport an der Einsatzstelle . . . 25
Modul 6: Bewegungseinschränkung der Wirbelsäule . . . 27
Mögliche Indikationen für eine Bewegungseinschränkung der Wirbelsäule . . . 27
Material . . . 28
Durchführung der Bewegungseinschränkung der Wirbelsäule . . . 28

Modul 7: Unterkühlung (Hypothermie)/Wärmeerhalt 29
Umwelteinflüsse können zeitgleich mit dem Unfall einwirken und die Verletzungen verschlimmern. 29
Modul 8: Sichtung/Triage und Kommunikation 30
Grundsätzliche Triage-Kategorien 30
Sichtung auf Zuruf 32

3 Deeper Dive – Vertiefendes Wissen (Modul 1–8) 39
Modul 1: Beurteilung der Einsatzstelle 40
Überblick über die Einsatzstelle 40
Ankunft an der Einsatzstelle 40
Sicherheit der Einsatzkräfte 41
Informationsquellen 42
Modul 2: Patienteneinschätzung 43
ITLS DTR Untersuchungsalgorithmus 43
Initiale Herangehensweise/Ersteinschätzung 43
Herantreten an den Patienten 45
Kontrolle von lebensbedrohlichen Blutungen (s. Modul 3) 45
Bewusstseinszustand 46
Atemweg und Belüftung (s. Modul 4): 47
Circulation (Kreislauf) 48
DTR – Schnelle Trauma-Untersuchung 49
SAMPLE-Anamnese 50
Bewegungseinschränkung der Wirbelsäule (s. Modul 6) 51
Wärmeerhalt (s. Modul 7) 51
Der schwerverletzte Patient 51
Patient transportfähig? 52
Transportverzögerungen (s. Modul 5) 53
Modul 3: Lebensbedrohliche Blutungen und Schock 54
Schock 54
Lebensbedrohliche Blutungen 54
Auswirkungen auf den Kreislauf (Circulation) 55
Behandlung von lebensbedrohlichen Blutungen 55
Anlage eines Tourniquets 58
Nutzung von Hämostyptika 60
Modul 4: Atemweg und Belüftung 63
Untersuchung des Atemwegs 63
Atemwegsmaßnahmen 63
Untersuchung der Belüftung 65
Belüftungsmaßnahmen 66

Modul 5: Versorgung während des Transports und prolongierte Versorgung an der Einsatzstelle . . . 67
Wärmeerhalt sicherstellen (s. Modul 7) . . . 67
Regelmäßige Verlaufskontrolle (s. Modul 2) . . . 68
Lebensbedrohliche Blutungen . . . 68
Atemweg und Belüftung (s. Modul 4) . . . 69
Circulation (Kreislauf) . . . 69
Beckenverletzungen . . . 70
Behandlung von Frakturen . . . 72
Psychosoziale Unterstützung . . . 72
Vorbereitung auf die Patientenübergabe . . . 72
Modul 6: Bewegungseinschränkung der Wirbelsäule . . . 73
Mögliche Indikationen für eine Bewegungseinschränkung der Wirbelsäule . . . 73
Material . . . 73
Alternatives/improvisiertes Material zur Bewegungseinschränkung der Wirbelsäule . . . 75
Durchführung der Bewegungseinschränkung der Wirbelsäule . . . 76
Notrettung . . . 78
Modul 7: Unterkühlung (Hypothermie)/Wärmeerhalt . . . 79
Koagulopathie (Gerinnungsstörung) und die Letale Trias . . . 80
Behandlung im Einsatz . . . 81
Hypothermie-Packung . . . 81
Herzkreislaufstillstand und Unterkühlung . . . 83
Modul 8: Sichtung/Triage und Kommunikation . . . 84
Einführung in die Sichtung/Triage . . . 84
Durchführung der Triage/Sichtung . . . 84
Sichtung auf Zuruf . . . 84
Individuelle Sichtung/Triage . . . 86
Individuelle Sichtungs-/Triage-Algorithmen . . . 87
Spezielle Überlegungen . . . 94
Kommunikation . . . 94

4 Anhang . . . 97
4.1 Spezielle Anforderungen für besondere Patientengruppen . . . 98
Traumata im Kindesalter . . . 98
Beurteilung der Einsatzstelle . . . 98
Zustimmung . . . 98
Untersuchung allgemein . . . 98
Generelle Herangehensweise . . . 99
Bewusstseinszustand . . . 99

Atemweg . . . 100
Belüftung . . . 100
Circulation (Kreislauf) . . . 101
Vitalzeichen . . . 101
Unterkühlung (Hypothermie) . . . 101
Trauma in der Schwangerschaft . . . 102
Wichtig zu wissen . . . 102
Beurteilung der Einsatzstelle . . . 102
Lebensfähigkeit . . . 102
Belüftung . . . 103
Circulation (Kreislauf) . . . 103
Trauma im Alter . . . 104
Wichtig zu wissen . . . 104
Beurteilung der Einsatzstelle . . . 104
Atemweg . . . 104
Belüftung . . . 104
Circulation (Kreislauf) . . . 105

Glossar . . . 107

Weiterführende Literatur . . . 113

Bildnachweis . . . 115

Sachwortverzeichnis . . . 117

1 Wichtige Algorithmen

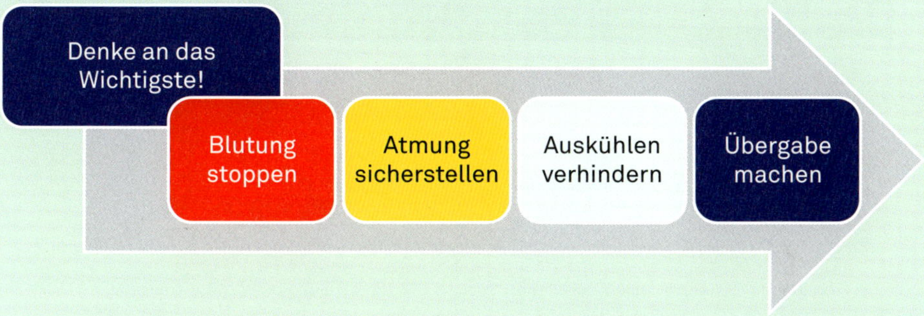

Erstversorgung im Notfall

Beurteilung der Einsatzstelle
- Persönliche Schutzausrüstung, Gefahren an der Einsatzstelle
- Patientenanzahl[1], Unterstützung
- „Was ist passiert"?

Verletzungsmechanismus

[1] *Anzahl der Patienten bestimmt, ob eine Sichtung/Triage durchgeführt werden muss (Modul 8)*

↓

Herantreten an Verletzte
- Ersthelfer/Zeugen
- Ersteindruck der Patienten

↓

Lebensbedrohliche Blutungen unter Kontrolle bringen

↓

Ersteinschätzung
- Genereller Eindruck inklusive Bewusstseinszustand
- Atemweg: Offen/frei machen/Nebengeräusche/Protektion der HWS[2]
- Belüftung: Vorhanden? Atemfrequenz/Atemzugtiefe?
- Circulation (Kreislauf): Pulse vorhanden? Pulsfrequenz/Pulsrhythmus/Pulsqualität? Nagelbettprobe?

[2] *Bei Patienten mit eingeschränktem Bewusstseinszustand können Verletzungen der Halswirbelsäule nicht ausgeschlossen werden; mögliche Verletzungen der HWS bestimmen das Vorgehen bei der Atemwegssicherung*

↓

Entscheide

Schwer verletzt? ↓

Schnelle Trauma-Untersuchung
- Schädel/Hirn, Halswirbelsäule[3], Brustkorb, Bauch, Becken, Extremitäten, Rücken
- Wärmeerhalt
- SAMPLE Anamnese

[3] *Untersuchung der Wirbelsäule und Entscheidungen zur Bewegungseinschränkung der Wirbelsäule (Modul 6). Ohne komplett durchgeführte Schnelle Trauma-Untersuchung kann die Wirbelsäule nicht als unverletzt gelten.*

Leicht/nicht verletzt? ↓

Fokussierte Untersuchung
- Nur notwendige Untersuchungen durchführen
- Wärmeerhalt
- SAMPLE Anamnese

↓

Patient transportfähig?
Reassessment/Regelmäßige Verlaufskontrolle durchführen:
- C-ABC/Bewusstseinszustand
- Schädel/Hirn, Halswirbelsäule[4], Brustkorb, Bauch
- Kontrolle von bereits festgestellten Verletzungen, durchgeführten Maßnahmen und Patientenzustand

[4] *Untersuchung der Wirbelsäule und Entscheidungen zur Bewegungseinschränkung der Wirbelsäule (Modul 6).*

↑ ↓

Verzögert sich der Transport?
- Wärmeerhalt sicherstellen
- *Schwerverletzt:* Regelmäßige Verlaufskontrolle alle 5 Minuten
- *Leichtverletzt:* Durchführung der fokussierten Untersuchung alle 15 Minuten (oder seltener)
- Schriftliches Protokoll zur Patientenübergabe anfertigen

Abbildung 1-1: Algorithmus Erstversorgung im Notfall.

Eintreffen an der Einsatzstelle

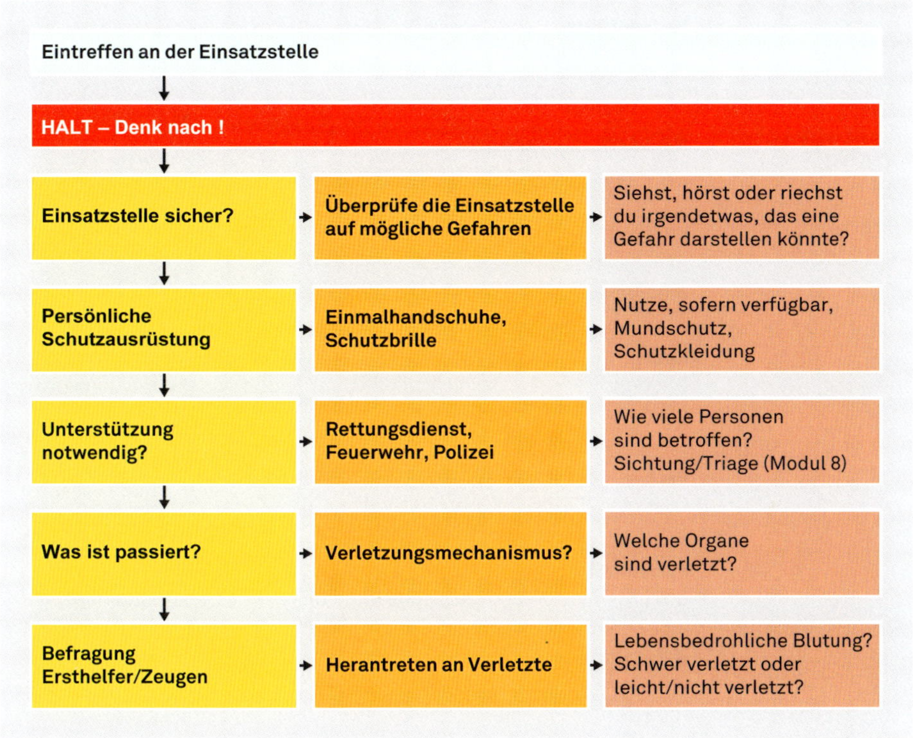

Abbildung 1-2: Algorithmus Eintreffen an der Einsatzstelle.

DTR – Schnelle Trauma-Untersuchung

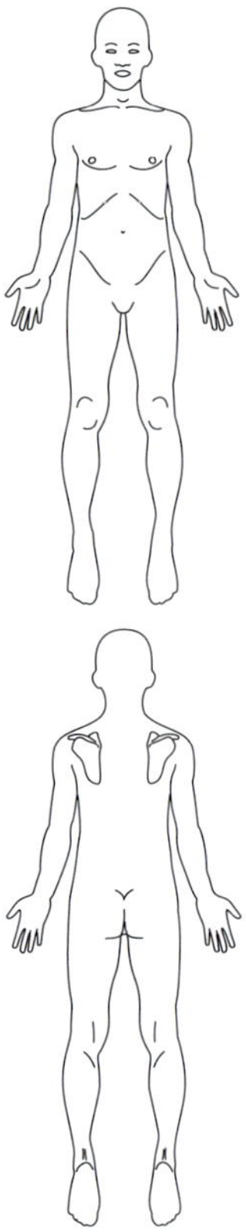

Schädel/Hirn
Blutungen, Pupillenreaktion, Extremitätenbewegungen
Blutergüsse, Knochen stabil?

Nacken/Halswirbelsäule
Blutungen, Blutergüsse, schmerzende Knochen[1]

Brustkorb
Seitengleiche Bewegung, Wunden, Rippenserienfraktur, Druckschmerz, Blutergüsse

Bauch
Blutungen, Abwehrspannung, Blutergüsse, Wunden, sichtbare Darmanteile, Schwellungen

Becken
Deformität, Blutergüsse, Instabilität, penetrierende Verletzungen, Wunden

Extremitäten
Blutungen, Deformität, Blutergüsse, Beweglichkeit, Gefühlsstörungen

Rücken
Wunden, Abwehrspannungen, Schmerzempfindlichkeit, Blutergüsse

1 Untersuchung der Wirbelsäule und Entscheidungen zur Bewegungseinschränkung der Wirbelsäule (Modul 6). Ohne komplett durchgeführte Schnelle Trauma-Untersuchung kann die Wirbelsäule nicht als unverletzt gelten.

Abbildung 1-3: DTR – Schnelle Trauma-Untersuchung.

2 Key Points – Schlüsselinhalte (Modul 1–8)

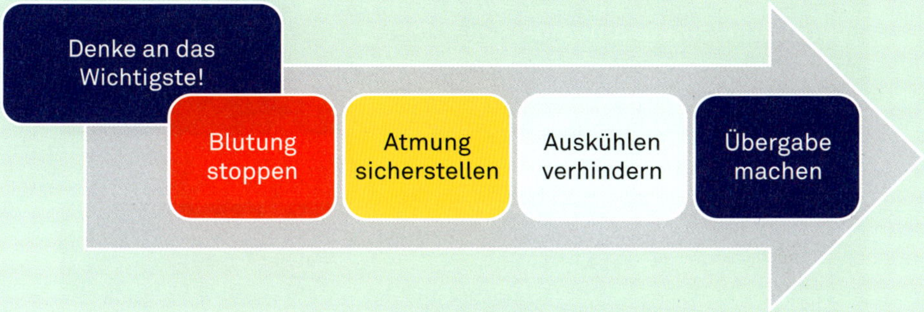

Modul 1: Beurteilung der Einsatzstelle

Beurteilung der Einsatzstelle

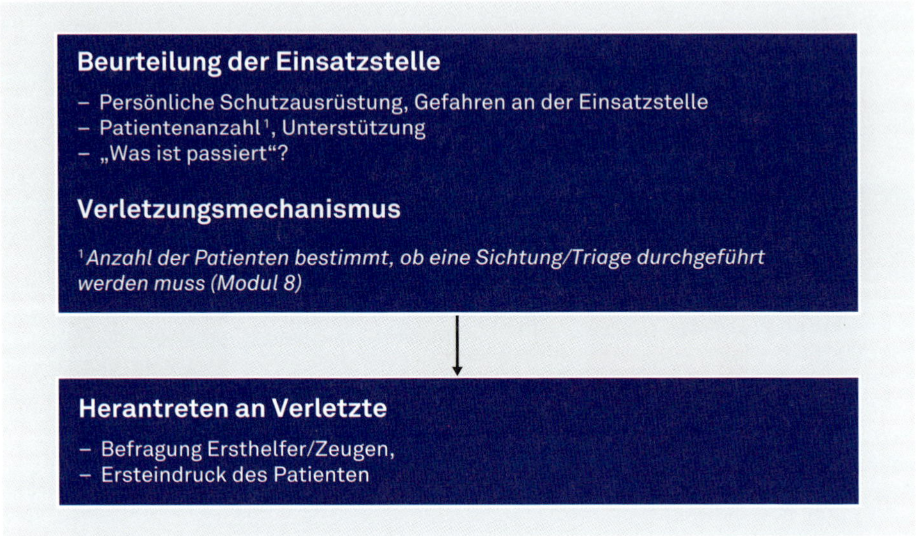

Abbildung 2-1: Einsatzstelle, Verletzung, Herantreten (Key Points, Modul1).

- Noch vor dem Eintreffen an der Einsatzstelle solltest du eine Vorstellung davon entwickeln, was dich erwarten könnte.
- Wenn du an der Einsatzstelle eintriffst, führe eine Lageerkundung „durch die Windschutzscheibe“ durch. Beurteile die Einsatzstelle:
  - Um was für eine Einsatzstelle handelt es sich.
  - Patientenanzahl und erste Sichtung/Triage falls notwendig.
- Vergewissere dich, dass du die gesamte Einsatzstelle in Augenschein genommen hast und dich nicht von beeindruckenden Szenen hast ablenken lassen.
  - Achte auf mögliche spezifische Gefahren.
- Bedenke, dass sich Einsatzstellen mit der Zeit dynamisch verändern, auch durch die von den Einsatzkräften durchgeführten Maßnahmen.
  - Genauso verändert sich auch das Gefahrenpotenzial.
- Oberste Priorität an der Einsatzstelle hat die Sicherheit der Einsatzkräfte.
  - Werde nicht selbst zum Patienten.
  - Begib dich nicht in (Lebens-)Gefahr!
- Bevor du dich direkt an die Einsatzstelle begibst:
  - Achte auf ausreichende und adäquate persönliche Schutzausrüstung
  - Atme einmal tief durch/gib dir eine kurze mentale Pause.

- Nimm alle Informationen, die du sehen, hören und riechen kannst, in deine Beurteilung der Einsatzstelle mit auf.
- Überprüfe, ob du zusätzliche Einsatzkräfte anfordern musst.
- Falls du (oder die anderen Einsatzkräfte) irgendeine Gefahr bemerkst oder dich unsicher fühlst, dann musst du – egal zu welchem Zeitpunkt dies passiert – deine Tätigkeit sofort unterbrechen! Überlege, ob für die vorliegende Situation das eigene Training (oder das Training der anderen Einsatzkräfte), die persönliche Schutzausrüstung und das verwendete Material ausreichend und passend sind, um mit den Gefahren an der Einsatzstelle umgehen zu können.
- Solltest du zu dem Schluss kommen, dass Training, persönliche Schutzausrüstung und verwendetes Material nicht ausreichen, um die Situation unter Kontrolle zu bringen:
  - Dann stelle im Zweifel die Maßnahmen ein und sichere die Einsatzstelle ab.
  - Warte, bis entsprechend ausgerüstete/trainierte Fachkräfte an der Einsatzstelle eintreffen. Nur Einsatzkräfte, die auch vor Ort sind, können entsprechende Entscheidungen treffen, um die Sicherheit aller nicht zu gefährden.
- Versuche an der Einsatzstelle die wichtigsten Informationen zu erhalten:
  - Wer ist betroffen?
  - Was ist passiert?
  - Wo ist es passiert?
  - Wann ist es passiert?
  - Warum ist es passiert?
- Die Einsatzstellensicherheit muss regelmäßig überprüft werden.
- Der Bedarf an zusätzlichen Rettungskräften oder anderem Fachpersonal muss regelmäßig überprüft werden.

Modul 2: Patienteneinschätzung

Ersteinschätzung

Das Ziel der Ersteinschätzung: Mögliche lebensbedrohliche Verletzungen zu erkennen und zu behandeln.

- Der Fokus liegt auf dem C-ABC:
  - **Die Blutung stoppen**
  - Die Atmung erhalten/sichern
- Schwer- oder leicht-/nicht verletzt?

Lebensbedrohliche Blutungen unter Kontrolle bringen!

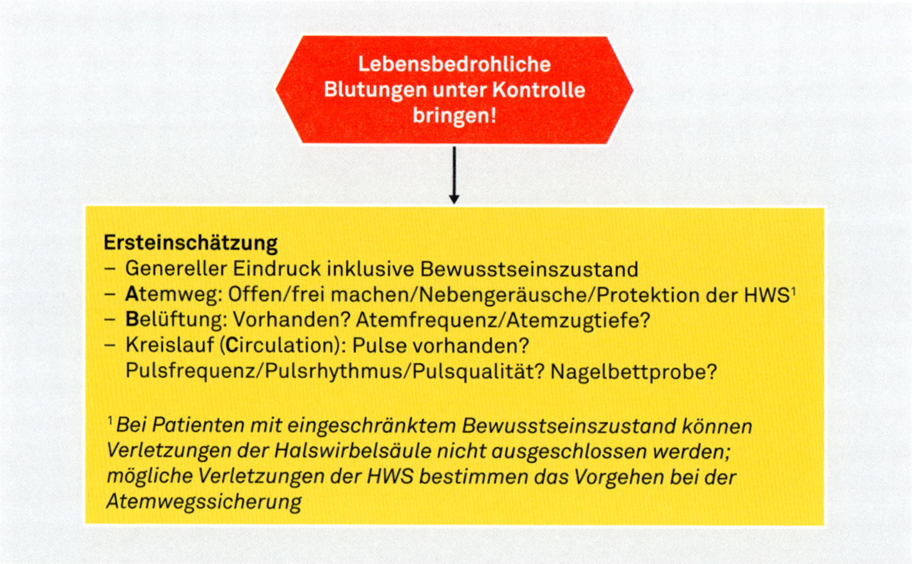

Abbildung 2-2: Ersteinschätzung, Fokus Lebensbedrohliche Blutung (Key Points, Modul 2).

Ersteinschätzung im Detail

Achtung: Lebensbedrohliche Blutungen unter Kontrolle bringen!

Tabelle 2-1: Ersteinschätzung im Detail.

Genereller Eindruck	• Alter, Geschlecht, Gewicht, allgemeines Erscheinungsbild, Körperhaltung, zielgerichtete Bewegungen, offensichtliche Verletzungen, Hautstatus und -farbe (Zyanose)
Bewusstseinszustand[1]	• WASB-Schema • Hauptbeschwerden, Symptome, Patient ist mit Behandlung/Untersuchung einverstanden
Atemweg	• Ziehe Bewegungseinschränkung der Halswirbelsäule in Betracht[2] • Ist der Atemweg offen und frei? Gibt es Nebengeräusche (Schnarchen, Gurgeln, Pfeifen, Stille)?
Belüftung	• Vorhanden? Atemfrequenz und Qualität (Tiefe und Anstrengung)
Circulation (Kreislauf)	• Radialispuls/Karotispuls vorhanden? • Pulsfrequenz, Pulsrhythmus und Pulsqualität? • Hauttemperatur, Hautfarbe (Zyanose), Hautfeuchtigkeit, kapillare Durchblutung (Nagelbettprobe) • Sind lebensbedrohliche Blutungen unter Kontrolle?

[1] *Bei Patienten mit eingeschränktem Bewusstseinszustand können Verletzungen der Halswirbelsäule nicht ausgeschlossen werden; mögliche Verletzungen der HWS bestimmen das Vorgehen bei der Atemwegssicherung.*

[2] *Ohne komplett durchgeführte Schnellen Trauma-Untersuchung kann die Wirbelsäule nicht als unverletzt gelten.*

Wann ist die Ersteinschätzung zu unterbrechen?

ACHTUNG! STOP!

Tabelle 2-2: Unterbrechen der Ersteinschätzung.

In folgenden Situationen sollte die Ersteinschätzung unterbrochen werden:
• Lebensbedrohliche Blutungen werden identifiziert.
• Eine Atemwegsverlegung wird festgestellt.
• Ein Atemstillstand/Schnappatmung wird festgestellt.
• Ein Kreislaufstillstand wird festgestellt.
• Die Einsatzstelle wird unsicher.

Woran ist ein schwerverletzter Patient zu erkennen?

- Ergebnisse der Ersteinschätzung:
  - Lebensbedrohliche Blutung
  - Verlegter Atemweg oder irreguläre Belüftung
  - Verminderte Kreislaufsituation (Schockzeichen)
  - Verminderter Bewusstseinszustand

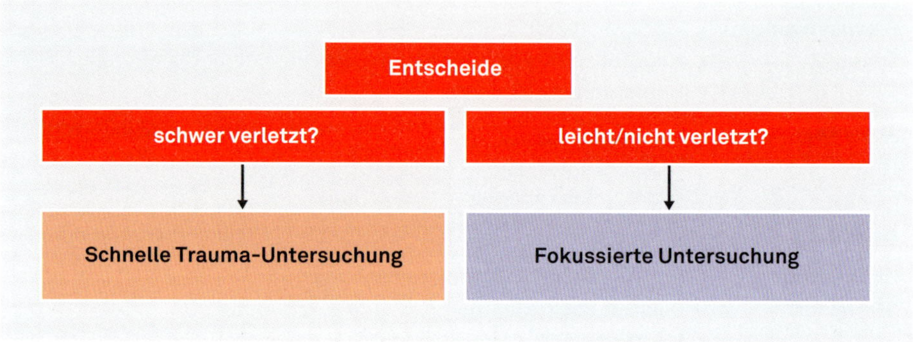

Abbildung 2-3: Entscheide schwer oder leicht/nicht verletzt.

DTR – Schnelle Trauma-Untersuchung

- Die Schnelle Trauma-Untersuchung ist eine systematische Untersuchung, bei der vor allem Verletzungen festgestellt werden sollen, die lebensrettende Maßnahmen erfordern.
  - Wenn es sich um eine lokale oder nicht bedrohliche Verletzung handelt, kann die fokussierte Untersuchung durchgeführt werden.
- Die Schnelle Trauma-Untersuchung wird nach der Ersteinschätzung durchgeführt oder immer dann, wenn der Algorithmus unterbrochen wurde **(ACHTUNG! STOP!)**.
  - Wenn der Zustand des Patienten sich ändert, muss die Ersteinschätzung möglicherweise wiederholt oder die Untersuchung unterbrochen werden **(ACHTUNG! STOP!)**.

- Die Schnelle Trauma-Untersuchung ist eine schnelle, aber systematische Untersuchung bestimmter Körperregionen:
  - Schädel/Hirn – Halswirbelsäule[1] – Brustkorb – Bauch – Becken – Extremitäten – Rücken

    [1] *Wenn der Patient einen verminderten Bewusstseinszustand hat, dann können Verletzungen der Halswirbelsäule nicht ausgeschlossen werden. Mögliche Verletzungen der HWS bestimmen das Vorgehen.*
  - Wärmeerhalt
  - SAMPLE-Anamnese
- Der Patient gilt als „schwerverletzt“, wenn die Schnelle Trauma-Untersuchung Folgendes ergibt:
  - Auffällige Untersuchung von Brustkorb und/oder Rücken: Penetrationsverletzung, offene/luftsaugende Brustwunde, Rippenbrüche
  - Auffällige Untersuchung des Bauchs: Penetrationsverletzung, Druckschmerzhaftigkeit, Abwehrspannung, Hämatome
  - Instabiles Becken
  - Mindestens zwei frakturierte lange Röhrenknochen (Oberschenkel, Oberarm).
- Nach jeder Umlagerung des Patienten: (Patient transportfähig?)
  - Regelmäßige Verlaufskontrolle
  - C-ABC/Bewusstseinszustand (WASB)
  - Nur Schädel/Hirn, HWS[1], Brustkorb und Bauch erneut untersuchen

    [1] *Untersuchung der Wirbelsäule und Entscheidung zur Bewegungseinschränkung der Wirbelsäule (Modul 6).*
  - Kontrolle von bereits festgestellten Verletzungen, durchgeführten Maßnahmen und Patientenzustand.
- Wenn sich der Abtransport verzögert:
  - Wärmeerhalt sicherstellen
  - Wiederholung der regelmäßigen Verlaufskontrolle bei schwerverletzten Patienten alle 5 Minuten.
  - Wenn der Patient leichtverletzt ist, dann wird eine fokussierte Untersuchung spätestens alle 15 Minuten wiederholt.
  - Ein schriftliches Übergabeprotokoll sollte angefertigt werden.

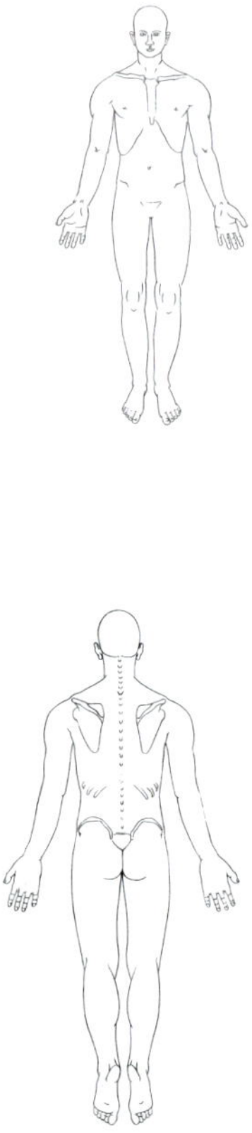

Schädel/Hirn
Blutungen, Pupillenreaktion, Extremitätenbewegungen
Blutergüsse, Knochen stabil?

Nacken/Halswirbelsäule
Blutungen, Blutergüsse, schmerzende Knochen[1]

Brustkorb
Seitengleiche Bewegung, Wunden, Rippenserienfraktur, Druckschmerz, Blutergüsse

Bauch
Blutungen, Abwehrspannung, Blutergüsse, Wunden, sichtbare Darmanteile, Schwellungen

Becken
Deformität, Blutergüsse, Instabilität, penetrierende Verletzungen, Wunden

Extremitäten
Blutungen, Deformität, Blutergüsse, Beweglichkeit, Gefühlsstörungen

Rücken
Wunden, Abwehrspannungen, Schmerzempfindlichkeit, Blutergüsse

1 Untersuchung der Wirbelsäule und Entscheidungen zur Bewegungseinschränkung der Wirbelsäule (Modul 6). Ohne komplett durchgeführte Schnelle Trauma-Untersuchung kann die Wirbelsäule nicht als unverletzt gelten.

Abbildung 2-4: Schnelle Trauma-Untersuchung.

Modul 3: Lebensbedrohliche Blutungen und Schock

Lebensbedrohliche Blutungen unter Kontrolle bringen!

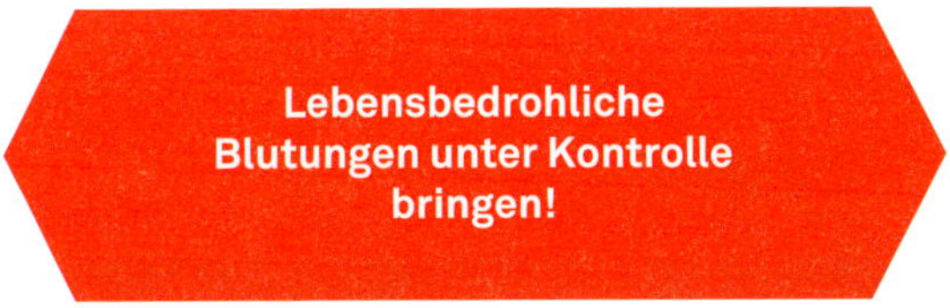

Abbildung 2-5: Stopp die Blutung.

Die Ersteinschätzung dient der schnellen Identifikation von lebensbedrohlichen Zuständen, die schnellstmöglich behandelt werden sollten.

- Dies bedeutet, dass möglicherweise im Falle lebensbedrohlichen Blutungen sofortige Interventionen **(„ACHTUNG! STOP- Situationen")** notwendig sind:
  - Blutungen an den *Extremitäten:* Tourniquet einsetzen
  - Blutung an den Übergängen *zwischen Extremität und Rumpf:* Direkter Druck/Wundtamponade/Einsatz von hämostypischer Gaze
- In dieser Situation ist eine engmaschige regelmäßige Verlaufskontrolle erforderlich.

Modul 4: Atemweg und Belüftung

Atmung/Belüftung erhalten oder Beatmung starten!

Ersteinschätzung

- Genereller Eindruck inklusive Bewusstseinszustand
  - **A**temweg: offen/frei machen, Nebengeräusche/Protektion der HWS[1]
  - **B**elüftung: Vorhanden? Atemfrequenz/Atemzugtiefe?!
- **C**irculation (Kreislauf): Pulse vorhanden? Pulsfrequenz/Pulsrhythmus/Pulsqualität? Nagelbettprobe?

[1] *Bei Patienten mit eingeschränktem Bewusstseinszustand können Verletzungen der Halswirbelsäule nicht ausgeschlossen werden; mögliche Verletzungen der HWS bestimmen das Vorgehen bei der Atemwegssicherung*

Abbildung 2-6: Ersteinschätzung, Fokus Atmung (Key points, Modul 4).

- Atemweg: Ist der Atemweg frei/offen?
  - Fremdkörper entfernen
  - Atemweg sichern, sofern nötig
  - Regelmäßige Verlaufskontrolle
- Belüftung – atmet der Patient?
  - Die Atmung unterstützen, sofern notwendig
- Wann immer sich der Patientenzustand verändert, müssen Atemweg und Belüftung erneut überprüft werden.
  - **Beachte,** dass die Situation sich schnell ändern kann.
  - Besondere Vorsicht gilt bei Gesichtsverletzungen.

Modul 5: Versorgung während des Transports und bei verzögertem Transport an der Einsatzstelle

Patient transportfähig?

- Reassessment/Regelmäßige Verlaufskontrolle durchführen:
- C-ABC/Bewusstseinszustand
- Schädel/Hirn, HWS[1], Brustkorb, Bauch
- Kontrolle von bereits festgestellten Verletzungen, durchgeführten Maßnahmen und Patientenzustand

[1] *Untersuchung der Wirbelsäule und Entscheidungen zur Bewegungseinschränkung der Wirbelsäule (Modul 6).*

Verzögert sich der Transport?

- Wärmeerhalt sicherstellen
- Schwerverletzt: Regelmäßige Verlaufskontrolle alle 5 Minuten.
- Leichtverletzt: Durchführung der fokussierten Untersuchung alle 15 Minuten (oder seltener).
- Schriftliches Protokoll zur Patientenübergabe anfertigen.

Abbildung 2-7: Patiententransport (Key points, Modul 5).

- Achte bei länger andauernder Versorgung an der Einsatzstelle, insbesondere bei Verzögerung des Transports, weiterhin auf die Einsatzstellensicherheit, das vorhandene Material und die weiteren nötigen Ressourcen.
- Wärmeerhalt sicherstellen
- Regelmäßige Verlaufskontrollen inklusive Bewusstseinszustand, durchgeführte Maßnahmen und die Reaktion des Patienten darauf.
  - *Schwerverletzer Patient:* Wiederholung der regelmäßigen Verlaufskontrolle alle 5 Minuten.
  - *Leichtverletzer Patient:* Wiederholung einer fokussierten Untersuchung alle 15 Minuten.
  - Schriftliches Übergebungsprotokoll anfertigen

- Die Regelmäßige Verlaufskontrolle beinhaltet außerdem:
  - Wiederholung des C-ABC/WASB
- Untersuchung von Schädel/Hirn, HWS[1], Brustkorb und Bauch

[1] *Wenn der Patient einen verminderten Bewusstseinszustand hat, dann können Verletzungen der Halswirbelsäule nicht ausgeschlossen werden. Mögliche Verletzungen der HWS bestimmen das Vorgehen*

Beachte bei der erneuten Beurteilung des Patienten besonders:
- Aktive Blutungen müssen bestmöglich kontrolliert werden.
- Durchführung von einfachen Atemwegsinterventionen und Unterstützung bei der Belüftung bedarfsabhängig.
- Stabilisierung des Beckens in Betracht ziehen.
- Reduktion von Schmerzen, Leid und Stress: Gesprächs-, Erklärungs- und Trostangebote machen sowie psychologische Unterstützung anbieten.
- Vorbereitung treffen, um den Patienten an Fachkräfte zu übergeben.

Modul 6: Bewegungseinschränkung der Wirbelsäule

Mögliche Indikationen für eine Bewegungseinschränkung der Wirbelsäule

- Die Bewegungseinschränkung am Unfallort (außerhalb des Krankenhauses) wird weiterhin kontrovers diskutiert.
- Ziehe eine Bewegungseinschränkung der Wirbelsäule in Betracht, wenn der Patient:
  - eine Deformität der Wirbelsäule zeigt,
  - (Druck-)Schmerz oder Hardspann der Wirbelsäule aufweist,
  - Gefühlsstörungen, Taubheit oder das Gefühl von „Ameisen auf der Haut“ in den Extremitäten angibt oder seine Extremitäten nicht mehr bewegen kann.

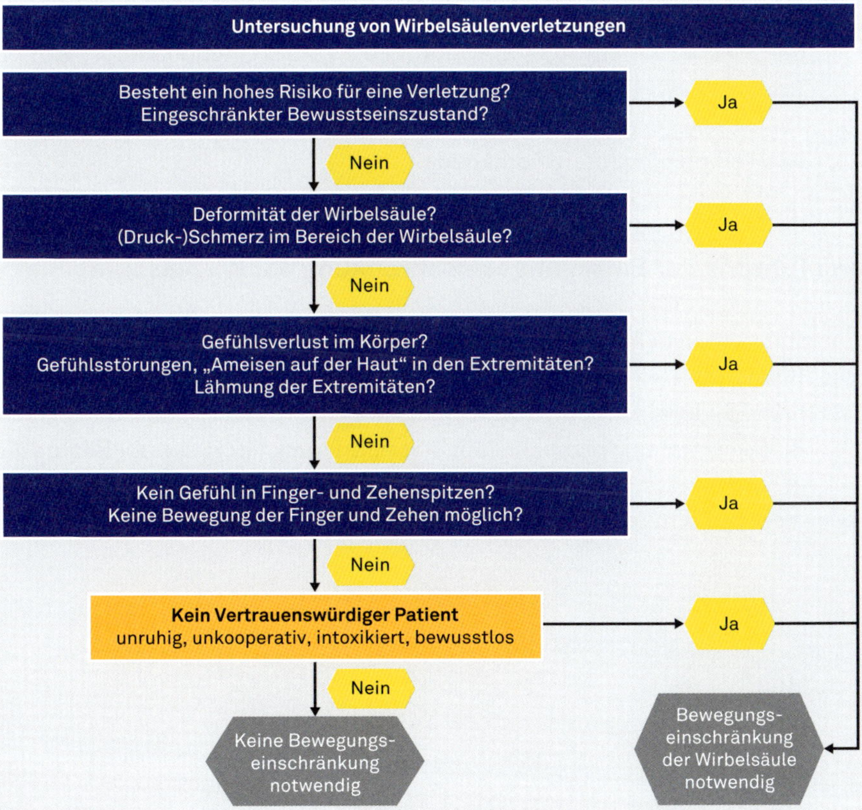

Modifiziert nach Initial Assessement of Spinal Injury Clinical Criteria, Peter Groth, MD

Abbildung 2-8: Untersuchung von Wirbelsäulenverletzungen (Key Points, Modul 6).

- Bei Schwierigkeiten einzuschätzen, ob der Patienten die genannten Kriterien erfüllt oder wenn der Patienten im WASB schlechter als „W"=Wach beurteilt wird, also einen eingeschränkten Bewusstseinszustand hat, dann sollte eine Bewegungseinschränkung der Wirbelsäule in Betracht gezogen werden (siehe Tabelle 3-3).

Material

- Benötigtes Material zur Bewegungseinschränkung der Wirbelsäule:
  - Steife HWS-Orthese („Stiff-Neck") oder improvisierte Alternative
  - Möglichkeit, den Kopf zusätzlich zu fixieren,
  - Eine Unterlage, auf der der Patient bestenfalls angeschnallt werden kann und dadurch die Beweglichkeit der Wirbelsäule eingeschränkt wird.
- Achte auf einen freien Atemweg
  - Bei bewegungseingeschränkten Patienten muss immer darauf geachtet werden, dass der Atemweg frei bleibt (keine zurückfallende Zunge, Blut oder Erbrochenes)
  - Die Nutzung einer mechanischen oder elektrischen Absaugeinheit/-pumpe ist zu empfehlen sofern vorhanden.

Durchführung der Bewegungseinschränkung der Wirbelsäule

- Annäherung an den Patienten nur, wenn die Einsatzstelle sicher ist.
  - Beurteile, ob eine Bewegungseinschränkung der Wirbelsäule notwendig ist.
- Bei bestehender Unsicherheit wird eine Bewegungseinschränkung durchgeführt.
  - Zunächst wir eine manuelle Inline-Stabilisierung der Halswirbelsäule durchgeführt.
- Es ist auf einen freien Atemweg zu achten.

Modul 7: Unterkühlung (Hypothermie)/Wärmeerhalt

Umwelteinflüsse können zeitgleich mit dem Unfall einwirken und die Verletzungen verschlimmern.

- Hypothermie (Unterkühlung) ist eine durch Kälte verursachte systemische Erkrankung. Typische Symptome sind:
  - Muskelzittern,
  - Teilnahmslosigkeit,
  - Verlangsamte Atmung,
  - Verwaschene Sprache.
- Eine Hypothermie sollte grundsätzlich bei jedem Traumapatienten angenommen werden.
  Ursachen hierfür sind:
  - eingeschränkte Bewegungsfähigkeit,
  - längeres Liegen auf kalten Oberflächen,
  - Verletzungen, die den körpereigenen Wärmehaushalt beeinträchtigen (Hautverletzungen oder Blutverlust).

Dran denken: Friert der Helfer, dann ist auch dem Patienten kalt.

Patienten vor weiterer Auskühlung schützen!

- Selbst eine leicht ausgeprägte Hypothermie geht mit einer verringerten Blutgerinnung und zunehmender Laktatproduktion einher.

Modul 8: Sichtung/Triage und Kommunikation

Grundsätzliche Triage-Kategorien

- Bei der Sichtung/Triage werden Patienten in Bezug auf eine Behandlung so priorisiert, dass schließlich der bestmögliche Nutzen für die größtmögliche Anzahl an Menschen erreicht werden kann.
- Auch wenn es viele unterschiedliche Sichtungs-/Triage-Systeme gibt, so basieren doch alle auf den gleichen Grundlagen.
- Der erste Schritt der Triage ist eine grobe Sichtung und Sortierung (Sichtung auf Zuruf), um die Patienten in übersichtlichere Gruppen zu teilen. Dabei spielt die Fähigkeit der Patienten, zu laufen und einfachen Befehlen zu folgen, eine große Rolle. Abhängig davon kann abgeschätzt werden, wie schwer verletzt die Patienten sind.

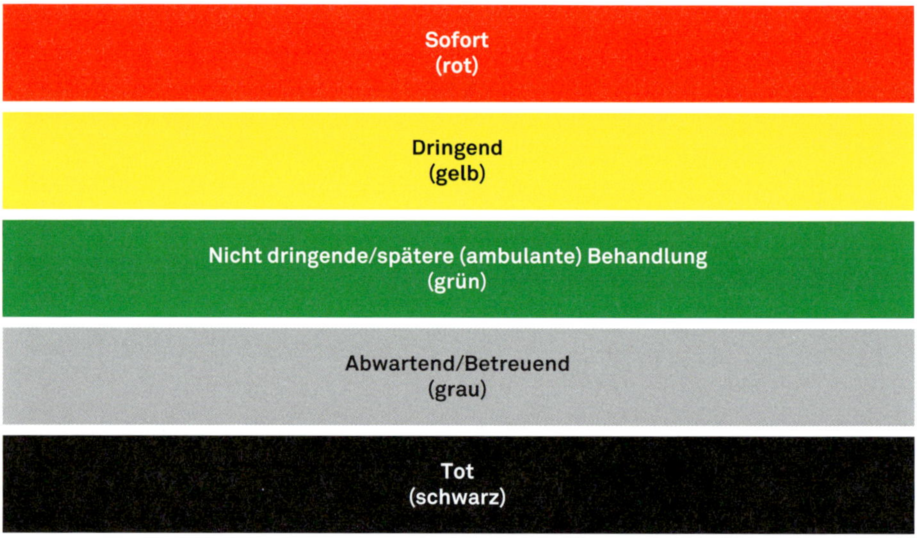

Abbildung 2-9: Generelle Triage-Kategorien (Key Points, Modul 8).

Tabelle 2-3: Nach der Vorsichtung werden alle Patienten individuell beurteilt und in Abhängigkeit der Verletzungsschwere in 4 (oder 5) Kategorien eingeteilt.

rot	**Sofort** erforderliche Behandlung:	Patienten mit schweren, lebensbedrohlichen Verletzungen müssen als erstes transportiert/behandelt werden
gelb	Dringend erforderlich:	Patienten, deren Verletzungen nicht direkt lebensbedrohlich sind und deren leicht verzögerter Transport/Behandlung weder die Sterblichkeitsrate noch die Gefahr einer ernsthafteren Erkrankung erhöht
grün	Nicht dringende/spätere (ambulante) Behandlung:	Patienten, die nur wenig oder keiner klinischen Behandlung bedürfen.
grau	Betreuende/abwartende Behandlung:	Manche Triage-Systeme definieren eine Kategorie der „abwartenden Behandlung“ für Patienten, die aktuell noch leben, deren Überleben aber sehr unwahrscheinlich ist. Andere Triage-Systeme kategorisieren diese Patienten in die „schwarze“ Kategorie.
schwarz	Tot	Verstorbene oder Patienten, die unter den gegebenen Umständen wahrscheinlich keine Überlebenschance haben.

- Folgende individuelle Algorithmen zur Beurteilung können genutzt werden:
  - **mSTART**
  - **PRIOR**

Sichtung auf Zuruf

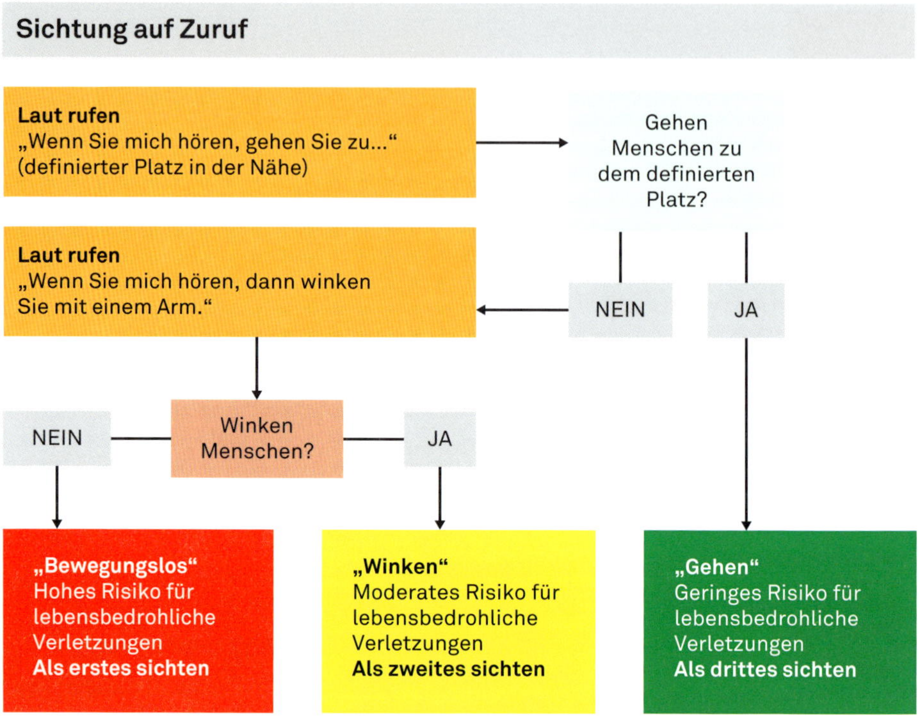

Abbildung 2-10: Sichtung auf Zuruf (Key Points, Modul 8).

- Die Vorbereitung auf eine gute Übergabe das Patienten an weiterbehandelnde medizinische Teams soll ebenfalls anhand von formalen Schemata erfolgen, damit der Zustand des Patienten und die geplante Versorgung gut kommuniziert werden kann. Folgende Schemata sind hilfreich:
  - **SBAR-Schema**
  - **ATMIST-Schema**
  - **VOMIT-Schema**

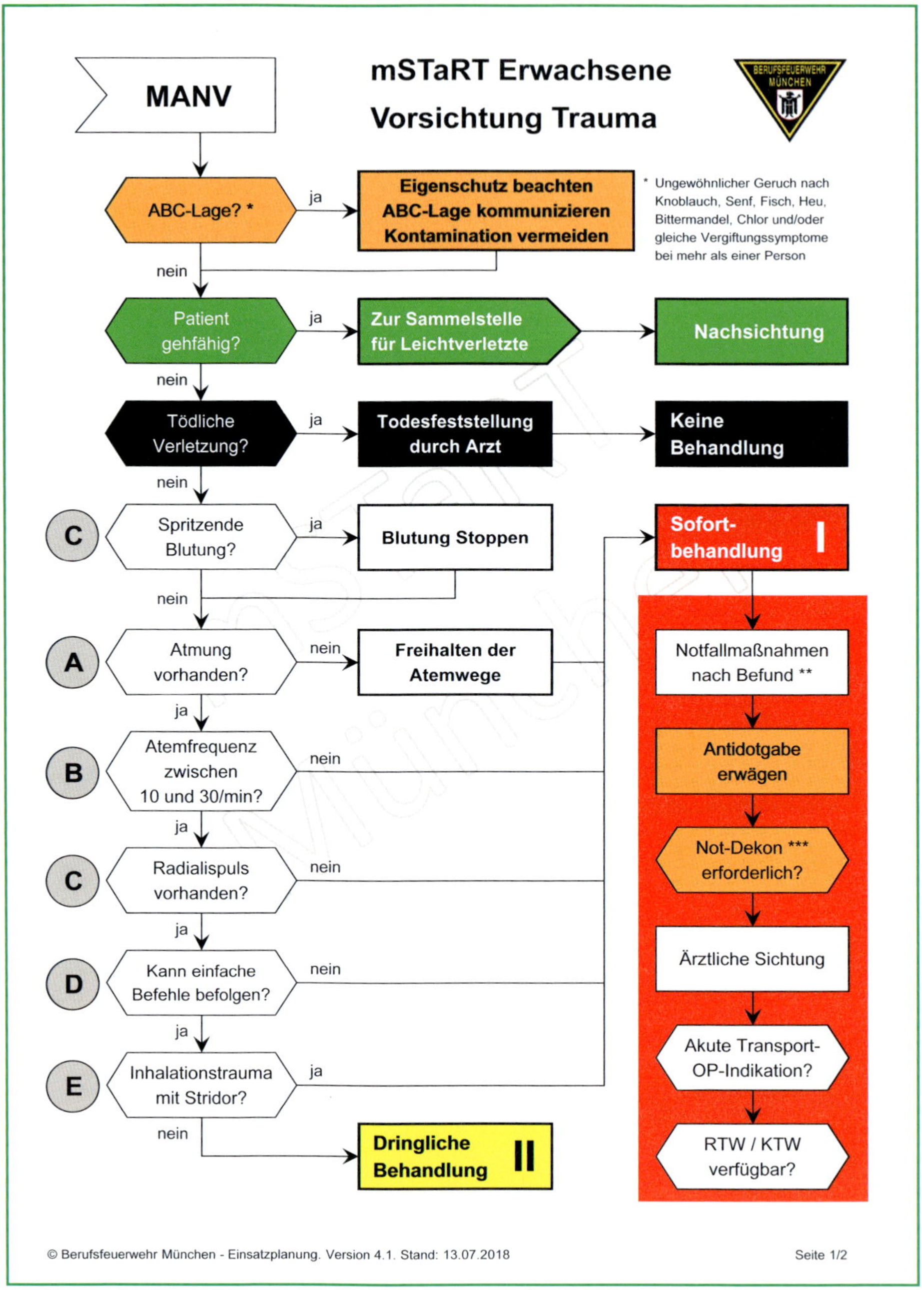

Abbildung 2-11: Algorithmus mSTaRT Erwachsene. Mit freundlicher Genehmigung Berufsfeuerwehr München.

mSTaRT Erwachsene
Vorsichtung Trauma

Sichtungskategorie		Beschreibung	Maßnahme
I	10-20%	Vital bedroht	**Sofortbehandlung** Falls keine Änderung der Sichtungskategorie nach der Behandlung → **Transportpriorität !**
II	20-40%	Schwerverletzt, schwer erkrankt	**Dringliche Behandlung** *Behandlung an Patientenablage oder am Behandlungsplatz; Transport nach Priorität.*
III	30-50%	Leicht verletzt leicht erkrankt	**Nicht dringliche Behandlung** *Nach ärztlicher Untersuchung ggfs. Entlassung zum Hausarzt.*
IV	10-15%	Derzeit ohne Überlebens-chance	**Palliative Versorgung** **Vergabe dieser Kategorie nur durch Ärzte nach Freigabe durch LNA**. Diese Patienten werden bei der Vorsichtung zunächst in Sichtungskategorie I erfasst.
	10-15%	tot	**Kennzeichnung** Zunächst in Auffindesituation belassen. (→ polizeiliche Ermittlung)

**** Notfallmaßnahmen bei SK I (rot)**

Nicht Aufgabe des Sichtungsteams während der Vorsichtung !

Durchführung durch den Notarzt bzw. in Notkompetenz durch Rettungsfachpersonal.

- Atemwegssicherung (Larynxtubus, ggfs. Notfallintubation, ggfs. Notfallkoniotomie)
- Dringliche Intubation bei GCS kleiner 10, Blutung im Mund-Rachen-Raum oder Aspiration
- Beatmung über Maske oder Tubus
- Thoraxdekompression bei Spannungspneumothorax
- Blutstillung

***** Notdekontamination bei SK I und notwendigem Notfalltransport**

- Entfernen der Kleidung
- ggfs. Abwaschen / Abtupfen mit Wasser oder Wasser-Seife-Gemisch

 Seite 2/2

Abbildung 2-11: Fortsetzung.

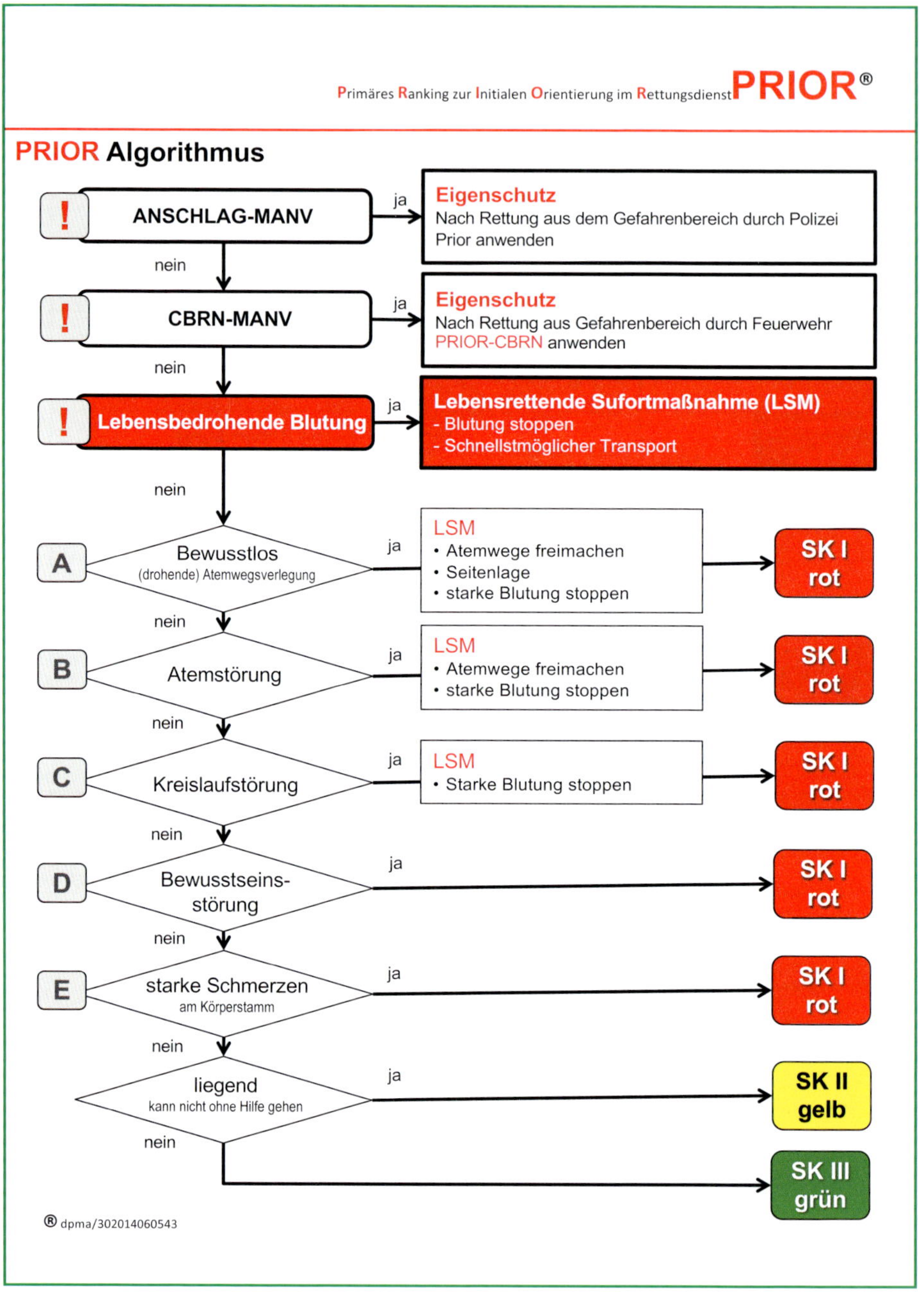

Abbildung 2-12: Algorithmus PRIOR (**P**rimäres **R**anking zur **I**nitialen **O**rientierung im **R**ettungswesen.

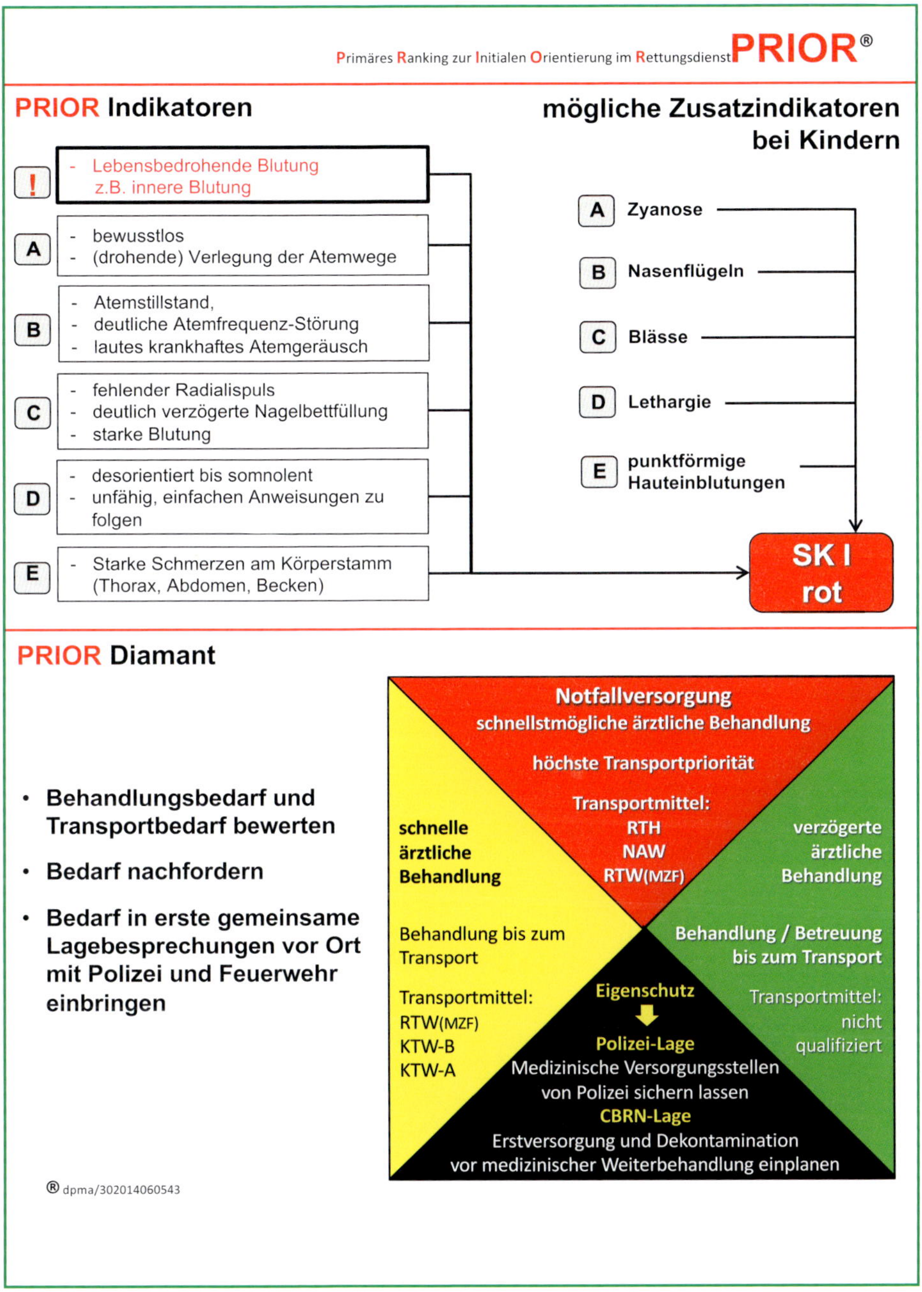

Abbildung 2-12: Fortsetzung.

3 Deeper Dive – Vertiefendes Wissen (Modul 1–8)

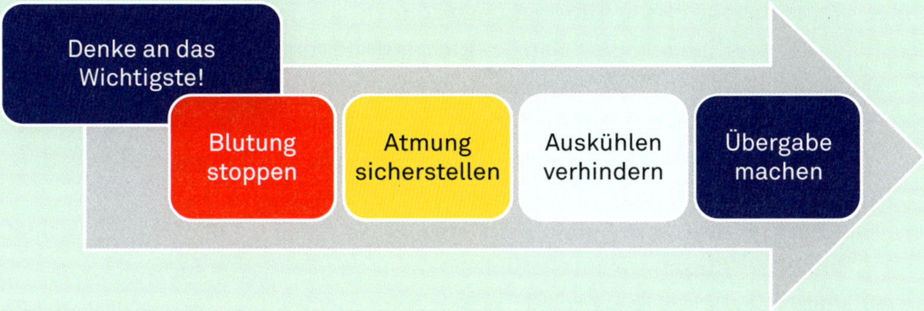

Modul 1: Beurteilung der Einsatzstelle

Überblick über die Einsatzstelle

- Erste Aufgabe ist es, die Sicherheit für alle Einsatzkräfte, alle Verletzten und all jene, die zwar nicht verletzt aber von der Situation betroffen sind, herzustellen.
- Diese Aufgabe beginnt bereits mit der Alarmierung
  - Die alarmierten Kräfte können sich schon durch die Alarmierung ein erstes Bild machen
  - **Beachte:** Die ersten Informationen können sich deutlich von den Bedingungen unterscheiden, die du an der Einsatzstelle vorgefindest.
- Die Beurteilung der Einsatzstelle besteht aus **vielen** Schritten:
  - Einsatzkräfte müssen immer die gesamte Einsatzstelle im Blick behalten.
  - Sobald die Einsatzkräfte Schritte unternehmen, um Zugang zu den Verletzten zu erhalten, verändert sich auch die Einsatzstelle.
  - **Beachte:** Aus vermeintlich sicheren Einsatzstellen können auch schnell unsichere Einsatzstellen werden.
  - Andere Faktoren (wechselnde Wetterlagen, wechselnde Tageszeiten, Schaulustige) können ebenfalls die Sicherheit und/oder Stabilität der Einsatzstelle beeinflussen.
  - Die Einsatzkräfte müssen sich also bewusst sein, dass sich Einsatzstellen über den Einsatzverlauf hin verändern (werden).
- Den Überblick an der Einsatzstelle zu verlieren kann bedeuten, dass alle Einsatzkräfte in Gefahr geraten.
  - Eine verletzte Einsatzkraft ist nicht in der Lage, andere zu unterstützen und schränkt die Möglichkeit der anderen Einsatzkräfte ein, für eine gute Versorgung der Patienten an der Einsatzstelle zu sorgen.

Ankunft an der Einsatzstelle

- Direkt nach dem Eintreffen an der Einsatzstelle muss die Situation nach Gefahren für den Retter selbst und alle weiteren Einsatzkräfte in Augenschein genommen werden (Beurteilung der Einsatzstelle).
- Die erste Beurteilung der Einsatzstelle findet direkt beim Eintreffen statt. Typischerweise mit dem Blick durch die Windschutzscheibe des Einsatzfahrzeugs.
- Diese erste Lagebeurteilung hilft dabei die Art des Notfalls und die Anzahl der Patienten an der Einsatzstelle abzuschätzen.
  - Einsatzstellen betreffen oft mehr als nur einen Patienten.

  - Bei diesem Schritt ist es oft möglich, den/die am schwersten betroffenen Patienten zu identifizieren.
- Die gesamte Einsatzstelle muss in Augenschein genommen werden, nicht nur das, was zuerst ins Auge fällt. Besonders muss auf direkte Gefahren an der Einsatzstelle geachtet werden:
  - Instabile Fahrzeuge, Gerätschaften und Fahrstraßen.
  - Gruppen oder Schaulustige, die eine Gefahr für die Einsatzkräfte darstellen.
  - Die Verfügbarkeit von Licht → Einsatzstellenbeleuchtung muss sichergestellt sein.
- Es muss schnell entschieden werden:
  - Sind die an der Einsatzstelle befindlichen Kräfte ausreichend oder benötigt es mehr Ambulanzfahrzeuge, Einsatzkräfte oder spezielles Equipment (Rettungsgerät, Gefahrstoffkräfte oder Spezialeinheiten) an der Einsatzstelle?

Sicherheit der Einsatzkräfte

- Erste Priorität an der Einsatzstelle: Sicherstellung der Sicherheit für alle Einsatzkräfte
- Die Einsatzkräfte können die Sicherheit durch zwei einfache Maßnahmen erhöhen:
  1. Schon während der Anfahrt sollte man sich auf Grundlage der verfügbaren Informationen eine Vorstellung davon machen, was einen an der Einsatzstelle erwartet.
  2. Direkt vor Eintreffen an der Einsatzstelle einige Male tief durchatmen.
     - Diese einfache Maßnahme erzeugt eine kurze Pause und ermöglicht es, klare Gedanken zu fassen.
     - Es ermöglicht eine komplette in Augenscheinnahme der gesamten Einsatzstelle, nicht nur Aufmerksamkeit auf das Offensichtliche.
- Die eigenen Fähigkeiten zur Sicherung der Einsatzstelle dürften nicht überschritten werden (keine Wasserrettung in Fließgewässern, bei Verschüttung, CBRNE-Gefahren, Amokläufen)
- Auch auf akustische Gefahrensignale achten:
  - ausströmendes Gas,
  - verrutschende Fahrzeuge oder Gebäudestrukturen,
  - Schüsse,
  - aggressive Augenzeugen.
- „Die Einsatzstelle riechen" – bestimmte Gerüche weisen auf Gefahren (Gas, brennende Gegenstände) an der Einsatzstelle hin.
- Es muss eine geeignete persönliche Schutzausrüstung (PSA) getragen werden.

  - Allzu oft haben Einsatzkräfte das Gefühl, dass das Anziehen einer adäquaten persönlichen Schutzausrüstung zu deutlichen Verzögerungen an der Einsatzstelle und damit der Patientenbehandlung führt. **Diese Annahme ist falsch!**

- *Wann immer* eine der Einsatzkräfte das Gefühl einer lebensbedrohlichen Gefahr hat, sollte jegliche Tätigkeit eingestellt werden und sich gefragt werden: „Habe ich die richtige Ausbildung, persönliche Schutzausrüstung und Material, um den Gefahren an dieser Einsatzstelle zu begegnen?"
  - Sollte eine dieser Fragen mit *Nein* beantwortet werden, dann sollten alle Maßnahmen unterbrochen und dafür Sorge getragen werden, dass auch andere Einsatzkräfte nicht gefährdet werden, bis Spezialkräfte eintreffen.
  - Nur Einsatzkräfte, die sich auch an der Einsatzstelle befinden, können diese – möglicherweise lebensrettenden – Entscheidungen treffen.

Informationsquellen

Informationsquellen an der Einsatzstelle müssen identifiziert werden:

- **Wer?** Wer ist für die Einsatzstelle verantwortlich? Gibt es Patienten an der Einsatzstelle? Wie viele Patienten sind es?
- **Was?** Was war der Verletzungsmechanismus? Was für physikalische Kräfte sind aufgetreten? Was für Sicherheitseinrichtungen (Sicherheitsgurte, Airbags, etc.) haben gewirkt?
- **Wo?** Wo befinden sich die tatsächlichen Schadensstellen an der Einsatzstelle?
- **Wann?** Wann passierte der Notfall (wie viel Zeit ist vergangen)?
  - Der Zeitverlauf hat Auswirkung auf die Sicherheit an der Einsatzstelle.
  - Je mehr Zeit seit dem Eintritt des Ereignisses vergangen ist, desto höher wird das Risiko, dass die Einsatzstelle unsicher wird.
  - Die seit dem Ereignis vergangene Zeit hat auch einen Einfluss auf die Dauer vom Eintritt der Verletzung bis zum Beginn der definitiven Versorgung (dies spielt bei einigen Therapieformen eine große Rolle).
- **Warum?** Es ist nicht immer eindeutig, wie es zu der Notfallsituation gekommen ist, gleichwohl lassen sich aus diesem Wissen oft relevante Informationen ableiten.
- Erneute Einschätzung der Einsatzstellensicherheit
- Erneute Beurteilung, ob zusätzliche Einsatzkräfte notwendig sind.
  - Frühzeitige Anforderung von weiterer Unterstützung.

Modul 2: Patienteneinschätzung

ITLS DTR Untersuchungsalgorithmus

- Beinhaltet unter anderem die Beurteilung der Einsatzstelle (Modul 1) und damit die Einsatzstellensicherheit.
- Beinhaltet auch die Ersteinschätzung sowie die Schnelle Trauma-Untersuchung oder die Fokussierte Untersuchung.
- Das Reassessment/die Regelmäßige Verlaufskontrolle (Modul 5) findet sich nach den ersten Untersuchungen und den ersten Interventionen.
- Die Herangehensweise und Einschätzung der Patienten muss sich sowohl nach der Art der Verletzungen als auch nach der Situation an der Einsatzstelle ausrichten.

Initiale Herangehensweise/Ersteinschätzung

Ziel der initialen Herangehensweise ist es, potenziell lebensbedrohliche Verletzungen, die eine rasche Versorgung erfordern, schnellstmöglich zu erkennen.

Tabelle 3-1: Initiale Herangehensweise: Der Fokus liegt auf dem C-ABC.

Lebensbedrohliche Blutungen unter Kontrolle bringen (C = Kontrolle)
• **A**temweg (inklusive Bewegungseinschränkung der Wirbelsäule)
• **B**elüftung
• Kreislauf (**C**irculation)

Denke daran, dass dies nicht unbedingt die Verletzungen sein müssen, die am dramatischsten wirken.

Um die Patienten hinsichtlich ihrer Verletzungsschwere schnell zu klassifizieren, besteht folgende Möglichkeit:

- *Lebensbedrohlich verletzt:* Patient wird ohne medizinische Behandlung in den nächsten 30 Minuten versterben.
- *Leicht verletzt:* Patient wird ohne medizinische Behandlung länger als 30 Minuten überleben.
  - Leicht verletzt bedeutet nicht, dass diese Patienten nicht behandelt werden sollen/müssen.

Diese Methode dient lediglich der Festlegung medizinischer Prioritäten in einer Phase der Entscheidungsfindung.

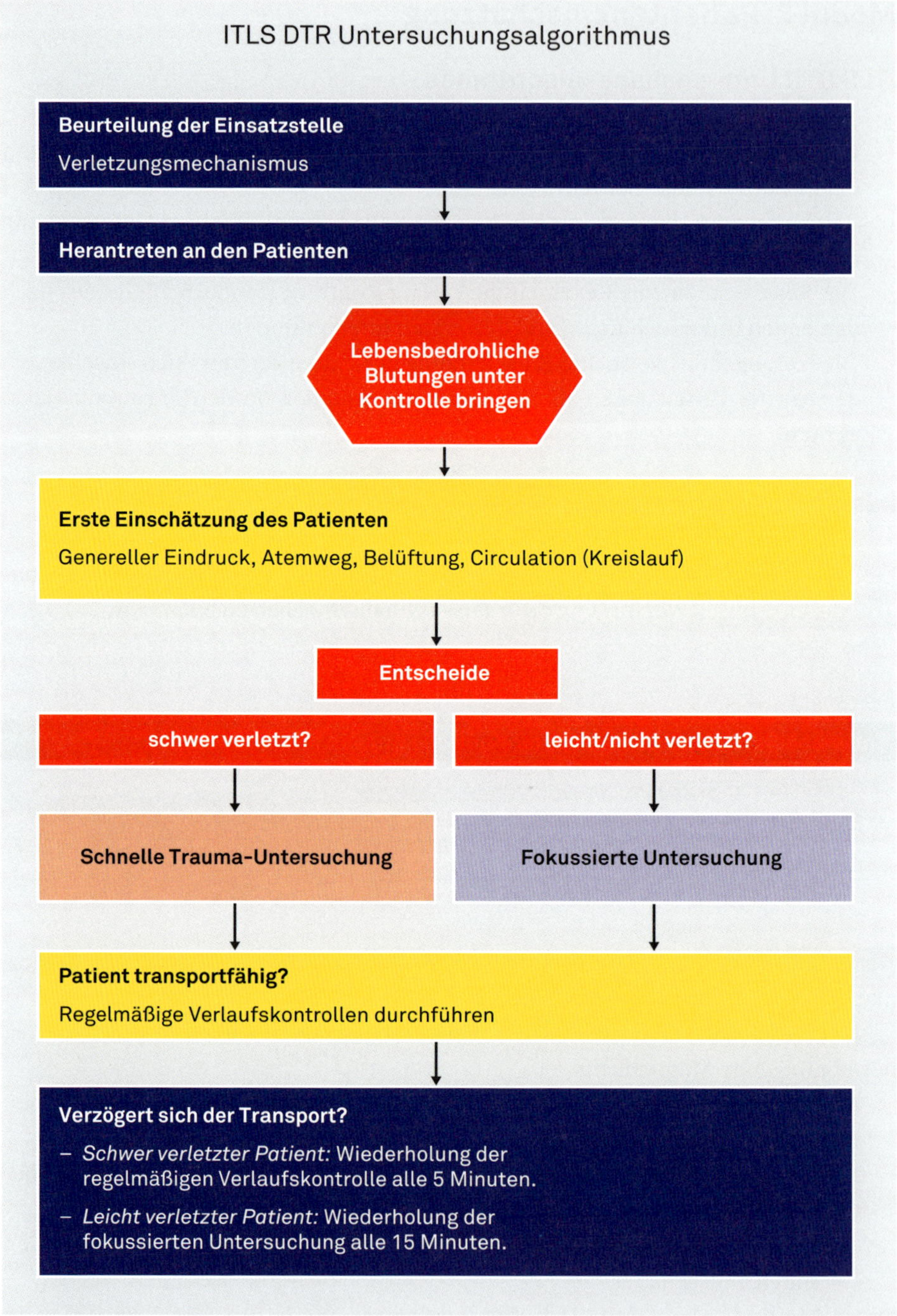

Abbildung 3-1: Kurzübersicht „ITLS DTR-Untersuchungsalgorithmus" (vollständiger Algorithmus siehe Abb. 1-1).

- Sobald es sicher ist, sich den Patienten zu nähern, soll die Ersteinschätzung beginnen. Allgemeiner Eindruck:
  - Identifikation und Kontrolle von lebensbedrohlichen Blutungen.
  - Feststellung des Bewusstseinszustandes (**WASB-Schema**).
- Beurteilung des Atemwegs und der Halswirbelsäule, der Belüftung und der Circulation (Kreislauf).
  - Ist beim Patienten ein eingeschränkter/veränderter Bewusstseinszustand festzustellen, dann muss eine Halswirbelverletzung angenommen werden.
  - Die abschließende Entscheidung, ob eine Bewegungseinschränkung der Wirbelsäule notwendig ist, kann erst nach der Schnellen Trauma-Untersuchung stattfinden.
- Maßnahmen sollten delegiert werden, sofern es die Situation und die Ressourcen zulassen.
- Der Patient sollte als schwerverletzt oder leicht-/nicht verletzt eingruppiert werden.
  - **Immer daran denken:** Blutungen stoppen und die Atmung sicherstellen
- Die Ersteinschätzung und die Schnelle Trauma-Untersuchung (siehe folgende Abschnitte) sollten im Idealfall binnen 2 Minuten oder schneller durchgeführt werden.

Herantreten an den Patienten

- Beinhaltet die Patientenbeobachtung inklusive sichtbarer, hörbarer und fühlbarer Informationen, zum Beispiel:
  - Ist der Patient bei Bewusstsein?
  - Ist der Patient verwirrt?
  - Hat der Patient lebensbedrohliche Blutungen?
  - Hat der Patient eine Extremität verloren?
  - Zeigt der Patient Lebenszeichen (Spontanbewegungen, Atembewegungen, Puls)?

Kontrolle von lebensbedrohlichen Blutungen (s. Modul 3)

- Eine lebensbedrohliche Blutung kann grundsätzlich an folgenden drei Stellen auftreten:
  - Rumpf (Brust, Bauch/Becken, Rücken),

  - Übergang vom Rumpf zu den Extremitäten (Achselhöhle, Leistenbeuge, Hals),
  - Extremitäten.
- Eine Unterscheidung in arterielle Blutungen (pulsierend/spritzend) oder venöse Blutungen (kontinuierlich laufend/nicht spritzend) ist nicht notwendig – entscheidend ist die Schwere der Blutung.

Tabelle 3-2: Lebensbedrohliche Blutung.

Zeichen einer lebensbedrohlichen Blutung:
• aus der Wunde herausspritzendes oder quellendes Blut
• Blutlachen am Boden
• mit Blut durchtränkte Kleidung oder (improvisierte) Bandagen
• teilweise oder komplette Amputation einer Extremität
• ein verwirrter Patient, bei dem es keine andere Erklärung für die Verwirrung außer der Blutung gibt.

Sobald eine lebensbedrohliche Blutung erkannt wurde, hängt die Behandlung von der Lokalisation der Verletzung ab:

- *Komprimierbar* (Extremitäten/Übergang vom Rumpf zu einer Extremität)
  - Extremitäten → Tourniquet-Anlage
  - Übergang → Direkter Druck auf die Wunde/Wundtamponade/Hämostyptika
- *Nicht komprimierbar* (Rumpf)

Bewusstseinszustand

- Ein reduzierter/veränderter Bewusstseinszustand kann ein Indikator für ein Schocksyndrom sein.
- Ganz grundsätzlich ausgedrückt, bedeutet Schock, dass das Gehirn unzureichend mit Sauerstoff versorgt wird.
- Ein reduzierter/veränderter Bewusstseinszustand kann auch andere Ursachen haben:
  - direktes Schädel-Hirn-Trauma (z. B. Gehirnerschütterung, Hirnblutung),
  - zugrunde liegende Erkrankung (z. B. niedriger Blutzucker bei einem Diabetiker),
  - Umgebungseinflüsse (z. B. Unterkühlung, Sonnenstich),
  - Vergiftungen/Überdosis (z. B. Kohlenmonoxid, Heroin).

Beurteilung des Bewusstseinszustands:

- Ein Gespräch mit dem Patienten gibt nicht nur Aufschluss über den Atemweg des Patienten, sondern auch über dessen Bewusstseinszustand.
  - Wenn der Patient wach ist und spricht, dann sind Bewusstsein und Atemweg intakt.
  - Wenn der Patient wach aber verwirrt erscheint, dann liegt möglicherweise eine lebensbedrohliche Situation vor.
- Das WASB-Schema kann zur Beurteilung des Bewusstseinszustands herangezogen werden.

Tabelle 3-3: WASB-Schema zur Beurteilung des Bewusstseinszustands.

W	**W**ach (und orientiert)
A	Reagiert auf **A**nsprache/wach, aber verwirrt/müde/lethargisch
S	Reagiert auf **S**chmerzreiz/bewusstlos, aber reagiert auf Reize
B	**B**ewusstlos/reagiert nicht auf Stimulation/typischerweise ohne Schluckreflex

Atemweg und Belüftung (s. Modul 4):

- Generelle Beurteilung der Atemwege:
  - Ist der Patient in der Lage zu sprechen?
  - Hört sich die Stimme des Patienten normal an?
  - Wenn der Patient bewusstlos ist, sind Gurgeln oder Schnarchgeräusche zu hören?
- Generelle Beurteilung der Belüftung:
  - Atmet der Patient?
- Eine rasche Beurteilung der Halswirbelsäule sollte zu diesem Zeitpunkt erfolgen, da deren mögliche Bewegungseinschränkung eine Auswirkung auf das Atemwegsmanagement hat.
  - Ist keine Verletzung der Halswirbelsäule anzunehmen, dann kann überlegt werden, den Patienten aufzusetzen oder in Seitenlage zu bringen.
  - Sollte eine Verletzung der Halswirbelsäule möglich sein, dann ist möglicherweise ein Esmarch-Handgriff und eine Absaugeinheit einzusetzen. Der Einsatz weiterer Atemwegshilfsmittel richtet sich nach Verfügbarkeit und lokalen Protokollen (z.B. Wendl-Tubus [NPA], Guedel-Tubus [OPA] und blind einzuführende Atemwegshilfen [SGA]).

- Ist die Atmung normal (Atemfrequenz bei 10–20 Atemzüge/Minute, beidseitiges Brustheben) oder abnormal (flach, beschleunigt, verlangsamt, Einsatz der Atemhilfsmuskulatur)?

Tabelle 3-4: Normbereich (Atemzüge/min) nach Alter.

Alter	Normbereich (Atemzüge/min)	Auffällig (Atemzüge/min)
Säugling (6 Monate bis 1 Jahr)	25–50	< 25 oder > 60
Kleinkind (1 Jahr bis 8 Jahre)	15–30	< 15 oder > 35
Erwachsener	10–20	< 8 oder > 24

Circulation (Kreislauf)

- Inspektion der Haut des Patienten. Hier sind Hautfarbe (Blässe, Rötungen), Beschaffenheit (trocken, schwitzend) und Temperatur (kalt, warm) zu beachten.
- Der Puls sollte getastet werden.
  - Wenn der Patient wach und orientiert ist und einen tastbaren Puls am Handgelenk (Radialispuls) hat, dann ist es nicht notwendig, auch am Hals einen zentralen Puls, den Carotispuls, zu tasten. Wenn kein peripherer Puls tastbar ist, dann muss der zentrale Puls getastet werden.
  - Ist der Puls langsam (< 50 Schläge pro Minute), schnell (> 120 Schläge pro Minute) oder im Normbereich?
- Die Nagelbettprobe/Rekapillierungszeit kann genutzt werden, um die Durchblutung/den Schockzustand zu beurteilen.
  - Die Nagelbettprobe sollte beim gesunden Patienten < 2–3 Sekunden betragen.
  - Sollte diese Zeit verlängert sein, dann befindet sich der Patient möglicherweise im Schock.
  - Umgebungsfaktoren (z. B. Kälte) können Auswirkungen auf die Rekapillierungszeit/Nagelbettprobe haben.

ACHTUNG! STOP!

Tabelle 3-5: Ersteinschätzung unterbrechen.

In folgenden Situationen sollte die Ersteinschätzung unterbrochen werden:
• Lebensbedrohliche Blutungen werden identifiziert.
• Eine Atemwegsverlegung wird festgestellt.
• Ein Atemstillstand/Schnappatmung wird festgestellt.
• Ein Kreislaufstillstand wird festgestellt.
• Die Einsatzstelle wird unsicher.

DTR – Schnelle Trauma-Untersuchung

- Eine schnelle Untersuchung von Patienten, die einem schweren und/oder generalisiertem Verletzungsmechanismus ausgesetzt waren, um zusätzliche lebensbedrohliche Verletzungen schnellstmöglich zu erkennen.
- Wird nach der Ersteinschätzung durchgeführt (wenn keine Gründe vorhanden sind die Ersteinschätzung zu unterbrechen). Wenn sich die Umstände ändern, dann kann es notwendig sein, die Ersteinschätzung zu wiederholen oder anderweitig auf die Situationsänderung zu reagieren.
- Die Schnelle Traumauntersuchung ist eine systematische, aber schnelle Untersuchung bestimmter Körperregionen:
  - Schädel/Gehirn – HWS[1] – Brustkorb – Bauch – Becken – Extremitäten – Rücken.
  - Wärmeerhalt
  - SAMPLE Anamnese

  [1] *Untersuchung der Wirbelsäule und Entscheidungen zur Bewegungseinschränkung der Wirbelsäule (s. Modul 6). Ohne komplett durchgeführte Schnellen Trauma-Untersuchung kann die Wirbelsäule nicht als unverletzt gelten.*
- Der Rücken wird erst dann untersucht, wenn die Körpervorderseite komplett untersucht wurde.
  - Dafür muss der Patient auf die Seite gedreht werden – hier kann eine manuelle Stabilisierung der Halswirbelsäule notwendig sein (s. Modul 6)
  - Bestehende Verletzungen können es schwer machen, den Rücken zu untersuchen.
- Wenn der Patient als „leicht verletzt“ eingruppiert wurde, dann kann eine fokussierte Untersuchung durchgeführt werden.
  - Eine zielgerichtete Untersuchung von betroffenen Körperregionen oder Organsystemen.

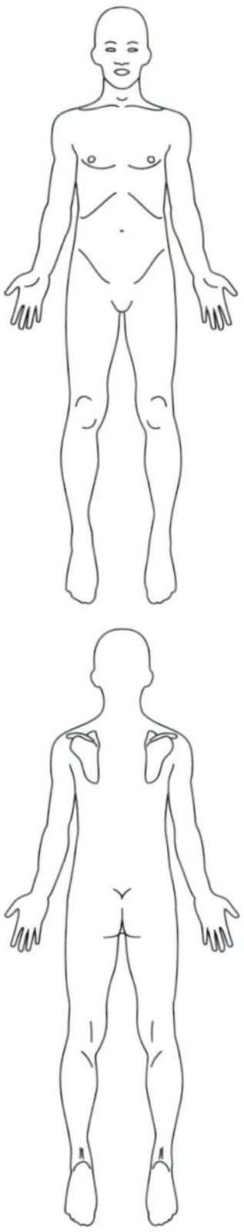

Schädel/Hirn
Blutungen, Pupillenreaktion, Extremitätenbewegungen
Blutergüsse, Knochen stabil?

Nacken/Halswirbelsäule
Blutungen, Blutergüsse, schmerzende Knochen[1]

Brustkorb
Seitengleiche Bewegung, Wunden, Rippenserienfraktur, Druckschmerz, Blutergüsse

Bauch
Blutungen, Abwehrspannung, Blutergüsse, Wunden, sichtbare Darmanteile, Schwellungen

Becken
Deformität, Blutergüsse, Instabilität, penetrierende Verletzungen, Wunden

Extremitäten
Blutungen, Deformität, Blutergüsse, Beweglichkeit, Gefühlsstörungen

Rücken
Wunden, Abwehrspannungen, Schmerzempfindlichkeit, Blutergüsse

1 Untersuchung der Wirbelsäule und Entscheidungen zur Bewegungseinschränkung der Wirbelsäule (Modul 6). Ohne komplett durchgeführte Schnelle Trauma-Untersuchung kann die Wirbelsäule nicht als unverletzt gelten.

Abbildung 3-2: Schnelle Trauma Untersuchung.

SAMPLE-Anamnese

- Sollte direkt im Anschluss an die Schnelle Trauma-Untersuchung/die fokussierte Untersuchung erhoben werden:
  - **Dabei immer daran denken,** dass man selbst der/die letzte Person sein könnte, die mit dem Patienten spricht, bevor er/sie das Bewusstsein verliert.
- Gezielte Fragen können auf weitere Verletzungen schließen lassen.

Tabelle 3-6: SAMPLE-Anamnese.

S	Symptome
A	Allergien
M	Medikamente (u. a. auch Notfallpass, Patientenausweis, Notfallboxen, Medikamentenpackungen)
P	Patientengeschichte/Anamnese (Vorerkrankungen)
L	Letzte orale Aufnahme (Nahrung/Flüssigkeit)
E	Ereignis, welches zu dem Notfall geführt hat; Verletzungsmechanismus

Bewegungseinschränkung der Wirbelsäule (s. Modul 6)

- Derzeit ein kontrovers diskutiertes Thema in der Notfallmedizin. Folgende Umstände sollten beachtet werden:
  - Intoxikationen
  - Eingeschränkter Bewusstseinszustand, der eine verlässliche Einschätzung unmöglich macht.
  - Abnormale neurologische Untersuchung
- Eine Bewegungseinschränkung der Halswirbelsäule wird besonders bei penetrierenden Hals-/Nackenverletzungen nicht empfohlen und kann eher schaden.
- Wenn eine Bewegungseinschränkung der Halswirbelsäule indiziert ist, dann sollte dies in Neutralposition erfolgen.

Wärmeerhalt (s. Modul 7)

- Eine Unterkühlung ist bei Traumapatienten auch dann möglich, wenn die Umgebungstemperaturen moderat erscheinen.
- Eine Unterkühlung und die daraus resultierende verringerte Fähigkeit zur Blutgerinnung (Koagulopathie) und zunehmende Laktatazidose sind bekannt als die „letale Trias“.
- Der Wärmeerhalt muss sichergestellt sein.

Der schwerverletzte Patient

- Ziel der systematischen Untersuchung ist: (Potenziell) lebensbedrohliche Verletzungen zu erkennen und zu behandeln (sofern möglich).
- Jeder Patient mit potenziell lebensbedrohlichen Verletzungen sollte als schwerverletzter Patient klassifiziert werden.

Tabelle 3-7: Der schwerverletzte Patient.

Mögliche Ergebnisse der Ersteinschätzung:
• lebensbedrohliche Blutungen
• Probleme mit dem Atemweg oder Probleme mit der Belüftung
• Probleme mit dem Kreislauf (Circulation) z. B. Schockzeichen
• eingeschränkte/veränderte Bewusstseinslage

- Als Faustregel gilt, dass schwerverletzte Patienten eine lebensrettende Behandlung binnen 30 Minuten benötigen, um ihr Überleben zu ermöglichen.
- Patienten können als schwer verletzt kategorisiert werden auf Grundlage des sogenannten Primary Survey (Ersteinschätzung und/oder Schnelle Trauma Untersuchung).
  - Vertraue auf dein Urteilsvermögen und gehe auf Nummer sicher.

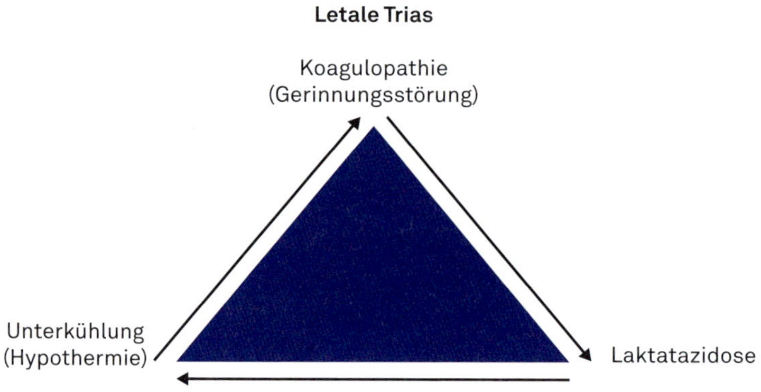

Abbildung 3-3: Letale Trias.

Patient transportfähig?

Tabelle 3-8: Der schwerverletzte Patient: Ergebnisse der Schnellen Trauma-Untersuchung.

Ergebnisse der Schnellen Trauma-Untersuchung
• Abnormale Untersuchungsergebnisse des Brustkorbs und des Rückens: – Penetrierendes Trauma, offene/luftsaugende Brustwunde, Rippenserienfraktur
• Abnormale Untersuchungsergebnisse des Abdomens: – Penetrierendes Trauma, Abwehrspannung, Druckschmerz, Blutergüsse, Schwellungen
Instabiles Becken
Mindestens zwei Frakturen der großen Röhrenknochen (Oberarm, Oberschenkel)

- Manche Patienten müssen bewegt werden, auch wenn noch keine zusätzliche Hilfe an der Einsatzstelle angekommen ist. Insbesondere dann:
  - wenn die Einsatzstelle unsicher ist/wird,
  - um an den Patienten heranzukommen.
- Nach jeder Umlagerung des Patienten muss sichergestellt werden, dass dies nicht zu einer Zustandsveränderung geführt hat.
- Dies wird durch eine regelmäßige Verlaufskontrolle erreicht:
  - eine abgewandelte Form der Ersteinschätzung und der Schnellen Trauma-Untersuchung
- Die regelmäßige Verlaufskontrolle beinhaltet:
  - C-ABC/WASB-Schema
  - Untersuchung von Schädel/Hirn, HWS [1], Brustkorb und Bauch
    [1] *Untersuchung der Halswirbelsäule und Überlegungen zur Bewegungseinschränkung*
  - Kontrolle aller bisher festgestellten Verletzungen und durchgeführten Maßnahmen
    - Haben sich Tourniquets gelöst?
    - Haben Wunden wieder angefangen zu bluten?
  - Die regelmäßige Verlaufskontrolle hilft den Transport oder Interventionen zu priorisieren.

Transportverzögerungen (s. Modul 5)

- Es gibt Situationen, in denen die Patienten nicht sofort zu einer geeigneten Behandlungseinrichtung gebracht werden können.
- In diesen Situationen benötigten die Patienten wiederholte regelmäßige Verlaufskontrollen und eine kontinuierliche Behandlung/Betreuung.
- Möglicherweise ist (noch) kein qualifiziertes medizinisches Personal an der Einsatzstelle.

Grundsätzlich sollte die Behandlung/Betreuung folgende Punkte einschließen, wenn ein zügiger Abtransport nicht möglich ist:

- Wärmeerhalt sicherstellen,
- Regelmäßige Verlaufskontrolle:
  - *Schwerverletzter Patient:* Wiederholung der regelmäßigen Verlaufskontrolle alle 5 Minuten.
  - *Leichtverletzter Patient:* Wiederholung einer fokussierten Untersuchung alle 15 Minuten.
- Erstellen eines Übergabeprotokolls (s. Modul 8)

Modul 3: Lebensbedrohliche Blutungen und Schock

Schock

Definition: Minderdurchblutung des Gehirns und der lebensnotwendigen Organe.

Bei traumatischen Verletzungen oft im Zusammenhang mit einem Blutverlust.

- Die Blutungen können offensichtlich (nach außen) oder versteckt sein (nach innen).
- Andere Ursachen für ein traumatisches Schockgeschehen sind:
  - Flüssigkeit im Herzbeutel (Herzbeuteltamponade),
  - Eine kollabierte Lunge, die den Rückfluss von Blut zum Herzen blockiert (Spannungspneumothorax),
  - Rückenmarksverletzungen, die dazu führen, dass die Blutgefäße weitgestellt werden (Neurogener Schock).

Lebensbedrohliche Blutungen

Blutungen, die das Potenzial haben einen Schock zu verursachen

Tabelle 3-9: Lebensbedrohliche Blutungen.

Zeichen einer lebensbedrohlichen Blutung
• aus der Wunde herausspritzendes oder quellendes Blut
• Blutlachen am Boden
• mit Blut durchtränkte Kleidung oder (improvisierte) Bandagen
• teilweise oder komplette Amputation einer Extremität
• ein verwirrter Patient, bei dem es keine andere Erklärung für die Verwirrung außer der Blutung gibt

Zeichen und Symptome für ein Schockgeschehen

- Patienten mit einem Schocksyndrom zeigen sich oft mit:
  - einer *hohen Herzfrequenz (> 120 Schläge/Minute)* (bei einem neurogenen Schock ist die Herzfrequenz meist normal oder niedriger)
  - einem *niedrigen Blutdruck (systolisch < 90 mmHg)*
- Andere Zeichen und Symptome sind:
  - eingeschränkter/veränderter Bewusstseinszustand („Der Patient wirkt fahrig und verwirrt“)

- schneller und/oder schwacher Puls („Irgendetwas stimmt nicht mit dem Herzen“)
- schnelle oder unregelmäßige Atmung („Irgendetwas stimmt nicht mit der Lunge“)
- feuchte und kalte Haut („Patient fühlt sich klamm an“)
- (Leichen-)blasse Haut („Patient sieht sehr ängstlich aus“)
- Müdigkeit und Schwäche („Patient erscheint sehr schwach“)
- schwindelig oder benommen („Patient wirkt sehr wackelig“)
- Stuhl- und Urininkontinenz („Patient verliert die Kontrolle“)

Auswirkungen auf den Kreislauf (Circulation)

Grundregel: Wenn ein Patient eine Blutung und eingeschränkten Bewusstseinszustand aufweist, dann ist ein Schock anzunehmen.

- Es ist in der initialen Phase nicht wichtig, den genauen Grund für das Schockgeschehen zu kennen.
  - Offensichtliche Blutungen müssen sofort kontrolliert/behandelt werden.
  - **Stopp die Blutung!**
- Immer wachsam bleiben, was einen möglichen Schock bei Traumapatienten angeht.
- Ein Schlüssel sind häufige Regelmäßige Verlaufskontrollen (s. Modul 5).
  - Beim ersten Eindruck mag der Patient stabil erscheinen; sein Zustand kann sich aber schnell verschlechtern.

Behandlung von lebensbedrohlichen Blutungen

- Die Unterscheidung zwischen arteriellen und venösen Blutungen ist nicht notwendig.
- Nicht alle arteriellen Blutungen sind lebensbedrohlich oder spritzend.
  - Blutgefäße können sich zusammenkrampfen
  - Gibt es Anzeichen für eine spritzende Blutung oder entsprechende (Fremd-) Anamnese?
- Starke venöse Blutungen können einen großen Blutverlust darstellen und einen Schock auslösen.
  - Arterielle Blutungen pulsieren.
  - Venöse Blutungen quellen dauerhaft.
- Entscheidend ist es, sich auf die Blutungsquelle und Blutungsstärke zu fokussieren.

Beachte: Es gibt möglicherweise mehr als eine relevante Blutungsquelle!

Mögliche Blutungsquellen:

Körperstamm/Rumpf
- Brustkorb
- Bauch/Becken
- Rücken

Übergänge zwischen Rumpf und Extremitäten:
- Hals/Nacken
- Achselhöhle
- Leistenbeuge

Obere und untere Extremitäten

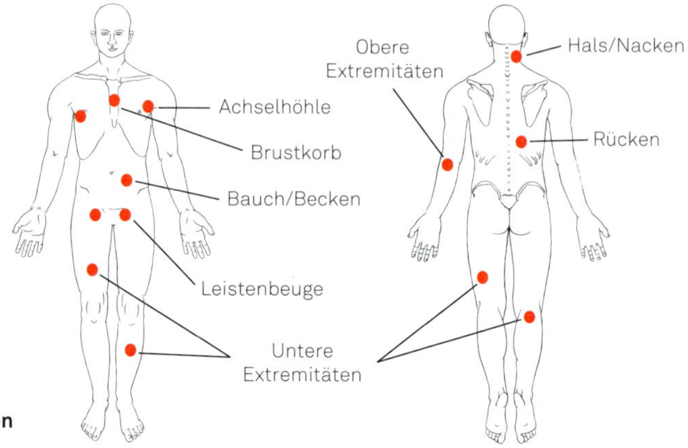

Abbildung 3-4: Mögliche Blutungsquellen.

- **Achtung:** Wenn der Patient auf dem Rücken liegt, dann ist nur die Hälfte seiner Körperoberfläche einsehbar.
  - Es ist wichtig, den Patienten komplett zu entkleiden, sobald dies sicher möglich ist, um lebensbedrohliche Blutungen oder Verletzungen nicht zu übersehen.
- Sobald eine lebensbedrohliche Blutung gefunden wurde, richtet sich deren Behandlung nach der Lokalisation:
  - Komprimierbare Verletzungen (an den Extremitäten und deren Übergängen zum Körperstamm)
  - Nicht-komprimierbare Verletzungen (am Körperstamm)

- Behandlung von komprimierbaren Verletzungen:
  - Verletzungen an den Übergängen von Extremität zu Rumpf: Direkter Druck und Druckverband, um die Blutung zu kontrollieren. Möglicherweise sind eine Wundtamponade und/oder Hämostyptika notwendig.
  - Verletzungen an den Extremitäten: Anlage eines Tourniquets

- Behandlung von nicht-komprimierbaren Verletzungen:
  - Starke innere Blutungen im Bereich des Körperstamms sind ein häufiger Grund für ein Schockgeschehen nach einem Trauma
  - Häufig ist die beste Behandlung einer relevanten, inneren Blutung eine klare Übergabe der Problematik und ein rascher Transport in ein Krankenhaus.

Tabelle 3-10: Vorgehen zur Kontrolle von lebensbedrohlichen Blutungen.

Direkter Druck auf die Wunde
• Bekannte Druckpunkte (z. B. Arteria brachialis am Oberarm) sind meist wenig zuverlässig und schwierig aufzufinden, wenn es darum geht, eine lebensbedrohliche Blutung zu stoppen.
• Ziel ist es vielmehr, direkten, kräftigen Druck auf die Wunde auszuüben, sofern möglich mit einer sterilen Wundauflage. Dabei sollte so viel Druck ausgeübt werden, dass sich die Wundauflage nicht sofort mit Blut vollsaugt. – Oft sind dafür 2 Hände notwendig
• Bei Extremitätenblutungen soll schnellstmöglich ein Tourniquet angelegt werden – Möglicherweise ist dabei mehr als 1 Tourniquet notwendig
• Mit ausreichend kräftigem Druck muss möglicherweise für 20 Minuten oder sogar länger auf die Wunde gedrückt werden. – Das ist eine lange Zeit! – Niemals den Druck verringern, um die Wunde zu kontrollieren; dies kann „das Gerinnsel wieder lösen“
• Das Druckpolster muss im Anschluss gesichert werden, sobald die Blutung steht. – Sobald die Blutung kontrolliert ist, muss die Blutungsquelle (der Verband) regelmäßig kontrolliert werden, um sicherstellen zu können, dass die Blutung weiterhin steht.
• Direkter Druck wird in den allermeisten Fällen ausreichen, um die Blutung zu kontrollieren.

Schlüsselkonzept: Tourniquetanlage
• Es gibt viele verschiedene Anlagetechniken. Grundsätzliche Empfehlungen zur Vorgehensweise sind: – Direkten Druck ausüben, um den Blutverlust zu begrenzen, während ein Tourniquet angelegt wird.
• Das Tourniquet wird 2–4 Fingerbreit oberhalb der Verletzung platziert. – Nicht direkt über einem Gelenk (Ellenbogen oder Knie) anlegen – Falls notwendig 2–4 Fingerbreit oberhalb des Gelenks anlegen – Nicht über eine volle Hosentasche oder andere Objekte anlegen, die eine gute Kompression verhindern würden.
• Als Alternative kann das Tourniquet so weit oben wie möglich an der Extremität angelegt werden („High and Tight“).
• Sollte die Blutung trotz des ersten Tourniquets nicht stehen, dann wird ein weiteres Tourniquet bestenfalls oberhalb des ersten Tourniquets angelegt.
• Eine regelmäßige Verlaufskontrolle sollte häufig erfolgen, um die Blutungskontrolle zu bestätigen.
• Den Zeitpunkt des Anlegens der Aderpresse festhalten. – Das Tourniquet niemals abdecken oder anderweitig verbergen.

Anlage eines Tourniquets

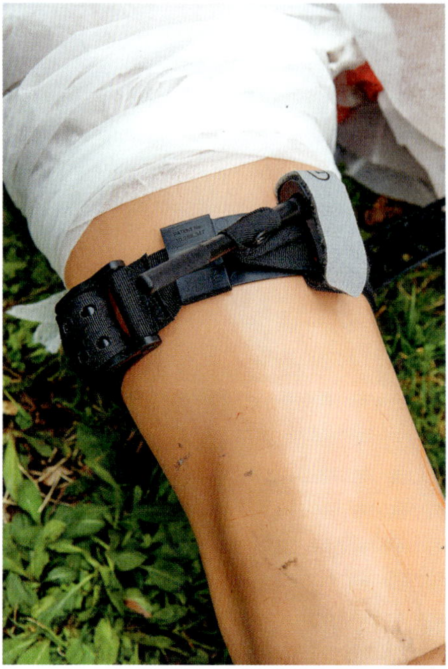

Abbildung 3-5:
Wenn sich die Wunde in der Nähe eines Gelenks befindet und es nicht ausreichend Platz gibt, das Tourniquet anzulegen, dann wird das Tourniquet 2–4 Fingerbreit oberhalb des Gelenks angelegt.

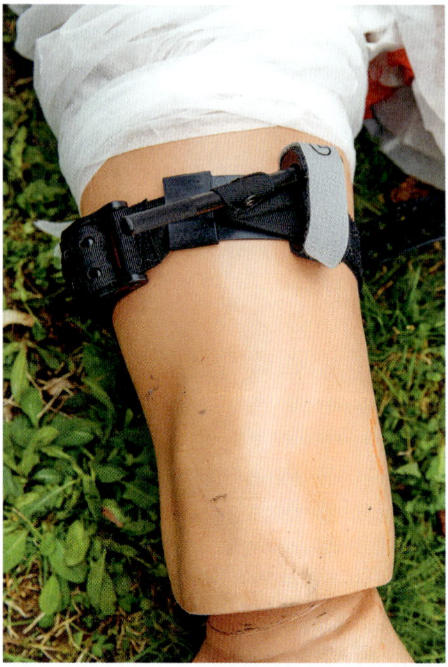

Abbildung 3-6:
Eine Alternative zur Platzierung 2-4 Finger breit oberhalb der Wunde, ist die Positionierung nach dem sog. „high and tight"-Prinzip. Dies bedeutet, dass das Tourniquet so weit oben wie möglich an der Extremität angelegt wird, jedoch bestenfalls 2-4 Finger breit unterhalb des obersten Gelenks. Diese Technik ist vor allem dann sinnvoll, wenn es sich eine (teil-) unsichere Einsatzstelle handelt oder die Wunde zunächst nicht genau lokalisiert werden kann.

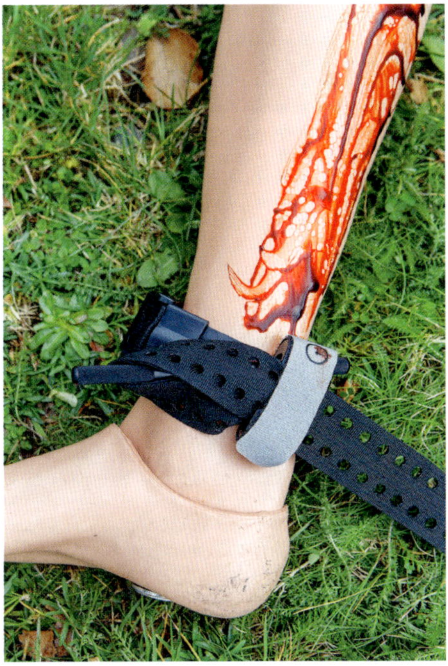

Abbildung 3-7:
Das Tourniquet soll **niemals** unterhalb der Verletzung angelegt werden!

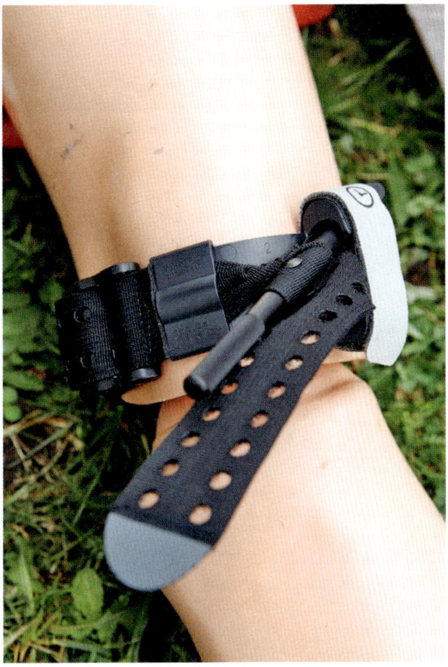

Abbildung 3-8:
Die Tourniquetanlage soll nicht direkt über einem Gelenk erfolgen. Eine gute Kompression der Blutgefäße und damit ein Stopp der Blutung kann so nicht erreicht werden.

Wundtamponade und Nutzung von Hämostyptika

Tabelle 3-11: Schlüsselkonzept: Nutzung von Hämostyptika.

Da es viele verschiedene Hämostyptika gibt, ist es sinnvoll, folgenden grundsätzlichen Regeln zur Wundtamponade zu folgen:
• Hämostyptika wurden entwickelt, um Blutungen in der Achselhöhle und der Leistenbeuge zu behandeln und die Effektivität der Wundtamponade zu unterstützen.
• Es sollte direkter Druck auf die Wunde ausgeübt und dabei eine Wundauflage mit/aus Hämostyptika verwendet werden: – den Druck für mindestens 3–5 Minuten aufrechterhalten. – bei unterkühlten Patienten sind mache Hämostyptika nicht ganz so effektiv wie sonst bzw. es wird längere Zeit benötigt, den Druck aufrechtzuerhalten (s. Modul 7).
• Falls die erste Wundauflage mit Hämostyptika versagt, dann wird eine weitere Wundauflage mit Hämostyptika aufgebracht.
• Eine regelmäßige Verlaufskontrolle sollte häufig erfolgen, um die Blutungskontrolle zu bestätigen.
• **Sind keine Wundauflagen mit Hämostyptika verfügbar, dann werden sterile Wundauflagen verwendet.**

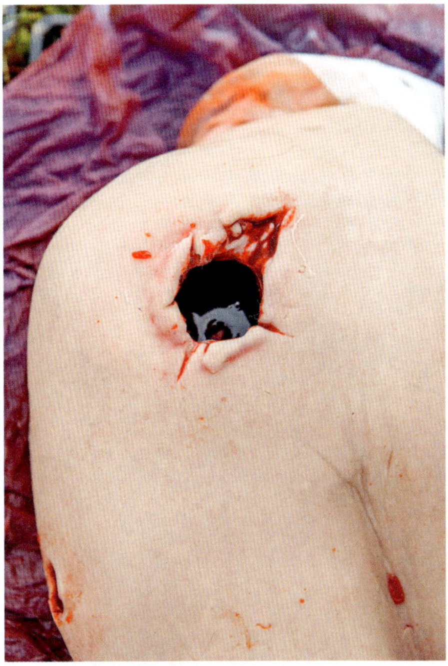

Abbildung 3-9:
Sogenannte „Junctional-Wounds" sind Verletzungen an den Übergängen zwischen dem Körperstamm und den Extremitäten. Der Hals-Nacken-Bereich gilt hierbei ebenfalls als eine dieser Übergangsregionen. Auf Grund der Wundlokalisation in diesem Bereich ist eine Tourniquetanlage nicht möglich. Gleichzeitig befinden sich in diesen Übergangsregionen viele, große Blutgefäße. Auf diesem Bild befindet sich die Wunde im Bereich des Schultergelenks, also dem Übergang zwischen Arm und Körperstamm.

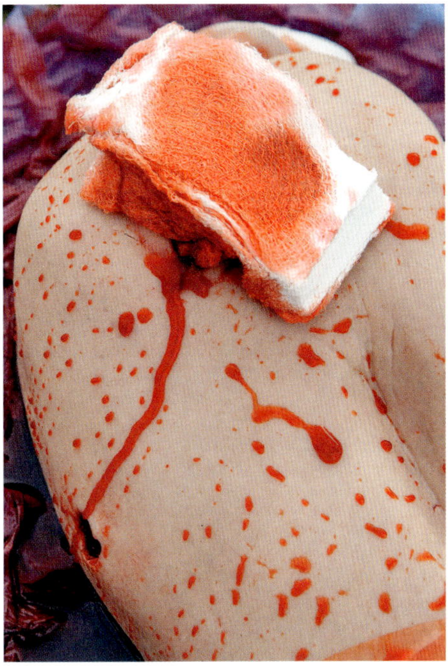

Abbildung 3-10:
Ist die Verletzung nahe dem Körperstamm und es besteht kein Platz, um ein Tourniquet anzulegen, dann ist es wichtig sein Material zu kennen und seine Funktionsweise zu verstehen. Die Wund-Gaze (bestenfalls mit einem Hämostyptikum [Blutgerinnungsfördernder Substanz]), muss tief in die Wunde eingebracht werden und nicht einfach auf die Wunde gelegt werden.

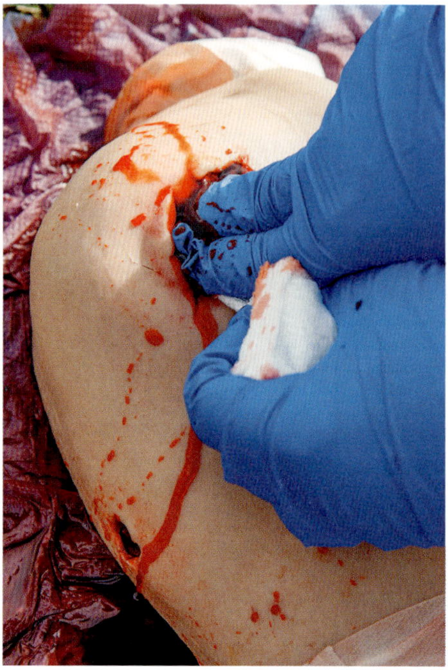

Abbildung 3-11:
Während die Wunde austamponiert wird, muss der direkte Druck auf die Blutungsquelle aufrecht erhalten werden.

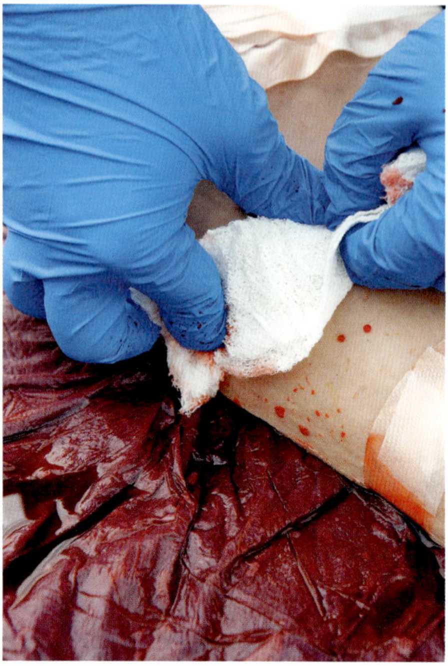

Abbildung 3-12:
Nachdem die gesamte Wundhöhle austamponiert wurde mit der Wund-Gaze (bestenfalls mit einem Hämostyptikum [Blutgerinnungsfördernder Substanz]), muss kontinuierlich direkter Druck für 3–5 Minuten (mit Hämostyptikum auf der Wund-Gaze) oder bis zu 10 Minuten (ohne Hämostyptikum auf der Wund-Gaze) auf die Wunde ausgeübte werden.

Modul 4: Atemweg und Belüftung

Untersuchung des Atemwegs

- Ist der Atemweg frei und kann die Luft ungehindert ein- und ausströmen?
- Eine Atemwegsverlegung muss schnellstmöglich erkannt werden.
  - Die Untersuchung sollte angepasst an den Bewusstseinszustand erfolgen (bei Bewusstsein versus bewusstlos).

Patient ist bei Bewusstsein: Sprich mit dem Patienten.

- Ist der Patient in der Lage zu sprechen? Normale Sprache spricht für einen freien Atemweg und eine normale Atmung.
  - Ist die Stimme normal? Eine heisere Stimme kann auf ein Atemwegsproblem hinweisen.

Bewusstloser Patient: Auf die Atmung hören.

- Sehr leise: Sichergehen, dass der Patient atmet.

Tabelle 3-12: Zeichen einer Atemwegsverlegung.

Schnarchen: Durch die Zunge oder Gewebe
Gurgelndes Geräusch: Durch Blut oder Erbrochenes
Stridor (Pfeifen bei der Einatmung): • eingeengter oberer Atemweg: • Halsverletzung oder Schwellung • Fremdkörper

Atemwegsmaßnahmen

Bewusstloser Patient: Verbesserung der Lagerung

Wenn es keinen Anhalt für eine Verletzung der Wirbelsäule gibt (s. Modul 6), dann kann der Patient in die (stabile) Seitenlage gebracht werden:

- Einen Arm des Patienten oberhalb dessen Kopf platzieren,
- den Patienten in Richtung ausgestrecktem Arm rollen,
- das nun oben liegende Knie anwinkeln, damit der Patient stabil auf der Seite liegt.
  - Dadurch sorgt die Schwerkraft dafür, dass die Zunge nicht den Atemweg verlegt.
  - Blut und Erbrochenes können abfließen.

- Vorab muss entschieden werden, welche Seite die beste Seite für die (stabile) Seitenlage ist, um alle Verletzungen im Blick zu behalten (Vorderseite und Rücken).

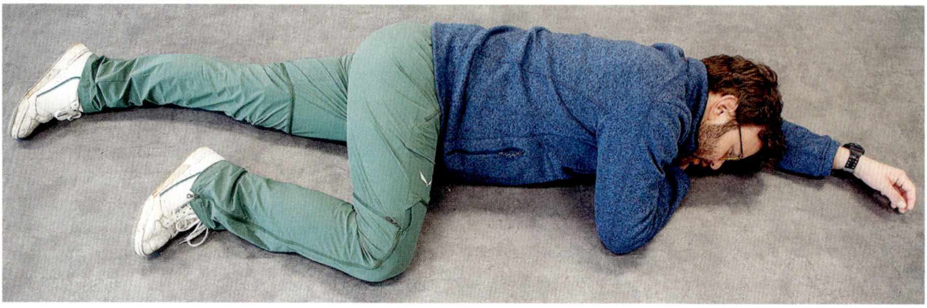

Abbildung 3-13: Wenn es keinen Anhalt für eine Wirbelsäulenverletzung besteht, dann erlaubt die (stabile) Seitenlage eine Untersuchung des Patienten an dessen Bauch- und Rückenseite.

Wenn ein Verdacht auf Wirbelsäulenverletzung vorliegt, dann wird der Atemweg geöffnet:

- Kinn anheben (Jaw Thrust oder Esmarch-Handgriff): Mit beiden Händen die Kieferwinkel fassen und sanft nach oben ziehen.
- Atemwegshilfsmittel (wenn verfügbar und erlaubt bzw. Anwendung bekannt und trainiert):
  - Oropharyngeales Atemwegshilfsmittel (OPA → Guedel-Tubus)
  - Nasopharyngeales Atemwegshilfsmittel (NPA → Wendl-Tubus)
  - Blind einzuführendes Atemwegshilfsmittel (SGA → z. B. i-Gel®)

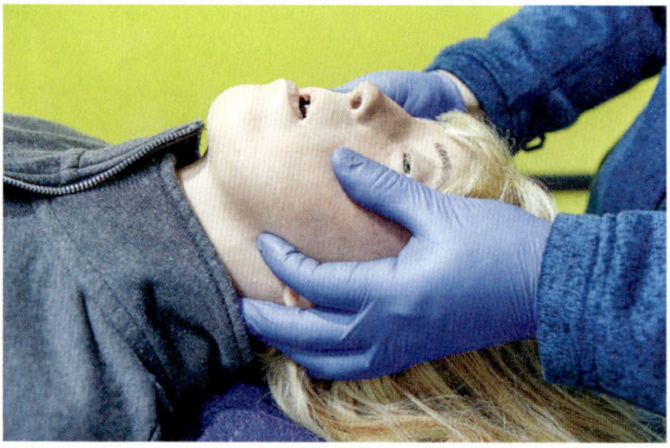

Abbildung 3-14: Bei Patient*innen bei denen Verdacht auf eine Wirbelsäulenverletzung besteht, ist es möglicherweise nicht angebracht die (stabile) Seitenlage bzw. ein Überstrecken des Kopfes anzuwenden. Unter diesen Umständen ist es ratsam, ein „Esmarch-Handgriff“ anzuwenden um den Atemweg des/der Patient*in zu öffnen und gleichzeitig die Bewegung in der Halswirbelsäule zu minimieren.

Patient bei Bewusstsein: Der Patient kann mithelfen

- Der Patient soll eine für ihn bequeme Position einnehmen, sofern möglich.
- Bei schweren Gesichtsverletzungen ist der Patient vielleicht in der Lage, sich nach vorne zu lehnen. Dadurch ist es möglich, dass das Blut aus dem Atemweg herausfließt.
- Die Bewusstseinslage muss regelmäßig kontrolliert werden.

Fremdkörper, Blut oder Erbrochenes verlegt den Atemweg:

- In den Mund schauen, um Fremdkörper, Verletzungen, Blut oder Erbrochenes zu erkennen.
- Sichtbare Objekte entfernen (z. B. Zahnprothesen, abgebrochene Zähne, usw.).
  - **Kein blindes Vortasten!**
- Absaugen von Blut und/oder Erbrochenem
  - **Kein blindes Absaugen!**

Untersuchung der Belüftung

Tabelle 3-13: Untersuchung der Belüftung: Atemfrequenz.

Schnell	> 20 pro Minute oder 1 Atemzug alle 3 Sekunden
Langsam	< 10 pro Minute oder mehr als 6 Sekunden zwischen zwei Atemzügen
Unregelmäßig	Schnelle Atemzüge, dann eine Pause, dann erneut schnelle Atemzüge

- Bewegungen des Brustkorbs:
  - beidseits ungleich
  - flach
  - Atemhilfsmuskulatur (Zwischenrippenmuskulatur, Bauchmuskeln)

Achte auf die Rippenzwischenräume und den Bauch.

Belüftungsmaßnahmen

- Wenn der Patient keine gezielte Eigenbewegung (bewusstlos ist) zeigt, muss der Atemweg gesichert werden.
- Beutel-Masken-Beatmung (sofern diese praktische Fähigkeit vorhanden ist), wenn der Patienten langsam oder sehr flach atmet:
  - Darauf achten, dass sich beide Burstkorbseiten gleich heben.
  - Nicht hyperventilieren.
    - Ein Beatmungshub alle 5 Sekunden.
- Ein abdichtender Verband auf **alle** offenen **Brustkorbverletzungen**:
  - Falls vorhanden, mit einem eingebauten Ventil
  - Falls kein Verband mit eingebautem Ventil verfügbar ist, dann werden alle Seiten verschlossen und der Verband wird kurz „gelöst“, wenn sich der Zustand verschlechtert.

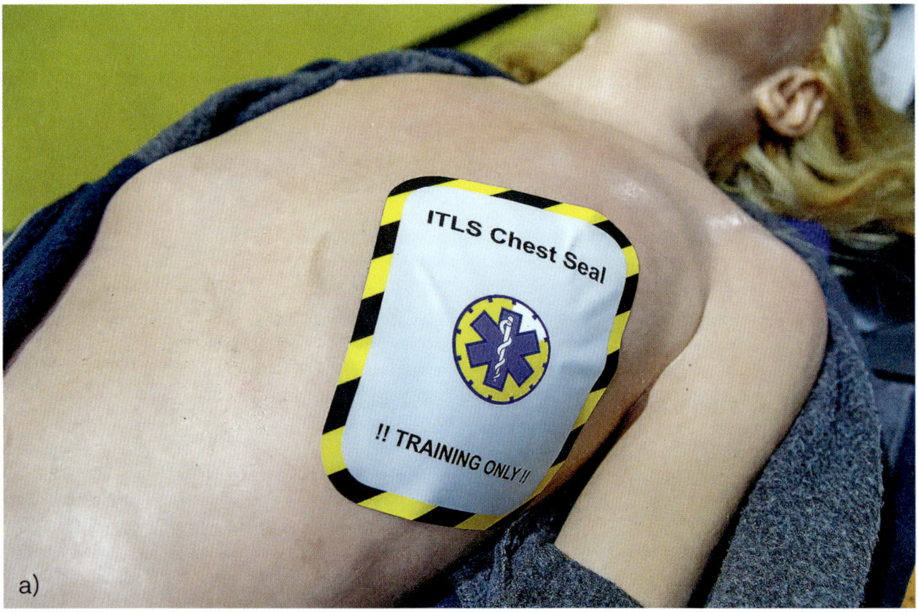

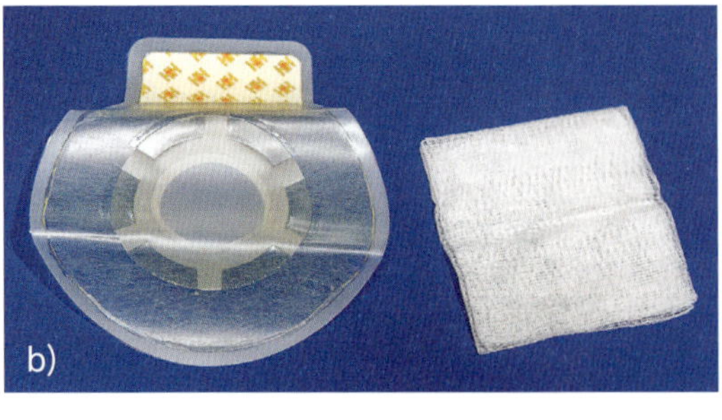

Abbildung 3-15:
Patient*innen mit einer offenen „luftsaugenden“ Verletzung am Brustkorb (a) sollten mit einem Okklusiv-Verband (b) (ein so genanntes Chest-Seal, bestenfalls mit Ventil) versorgt werden.

Modul 5: Versorgung während des Transports und prolongierte Versorgung an der Einsatzstelle

Den meisten Patienten kann man sich schnell und sicher nähern, um sie an der Einsatzstelle zu untersuchen, zu behandeln und im Anschluss für den Transport in eine Klinik vorzubereiten.

Tabelle 3-14: Faktoren die den Transport verzögern können.

Umweltfaktoren	Topografie, Wetter
Patientenzustand	Einklemmungen, Körpergewicht und -größe des Patienten
Verzögerungen beim Transport	Einschränkungen bei den Transportfahrzeugen, unsichere Straßenverhältnisse, Wartezeit auf einen Hubschrauber

Wenn sich der Transport verzögert, dann ist möglicherweise eine prolongierte Versorgung notwendig, ebenso wie weitere (invasive) Maßnahmen.

- Zusätzlich sollte in diesen Situationen an Folgendes gedacht werden:
  - Antizipation der zu tätigen Maßnahmen und notwendige/vorhandene Ressourcen.
  - Wiederholte Einschätzung des benötigten Equipments, wenn der Patient eine längere Zeit an der Einsatzstelle versorgt werden muss oder wenn sich der Abtransport verzögert.
- Gerade bei schwer verletzten Patienten, die einer schnellen Therapie bedürfen, wie bei Schädel-Hirn-Traumata, Schocksyndrom oder unkontrollierbaren Blutungen, kann eine Transportverzögerung lebensbedrohlich sein.
- Die Gründe für die Transportverzögerung sollten:
  - schnellstmöglich beseitigt werden,
  - Risiken eingeschätzt und minimiert werden,
  - die Anstrengungen für einen sicheren Transports des Patienten in eine Klinik oder zur Weiterbehandlung verstärkt werden.

Wärmeerhalt sicherstellen (s. Modul 7)

Ein Auskühlen des Patienten muss unbedingt verhindert werden, besonders dann, wenn eine aktive Blutung oder ein Schocksyndrom vorliegt oder der Patient kühlem oder kaltem Wetter ausgesetzt ist.

- Decken oder andere warme Auflagen sollten, wann immer möglich zum Einsatz kommen, ohne dabei die regelmäßigen Verlaufskontrollen oder die Betreuung zu behindern.
- Ziel muss es sein, den Patienten nicht auf nassem oder kaltem Boden sitzen/liegen zu lassen.

Regelmäßige Verlaufskontrolle (s. Modul 2)

- Eine leicht abgewandelte, angepasste Form der Ersteinschätzung/der Schnellen Trauma-Untersuchung
- Die regelmäßige Verlaufskontrolle beinhaltet:
  - C-ABC/Bewusstseinszustand (WASB)
  - Untersuchung von Schädel und Gehirn, Halswirbelsäule (Untersuchung der HWS und Überlegungen zur Bewegungseinschränkung der HWS in Modul 6); Brustkorb und Bauch
- Kontrolle von bisher festgestellten Verletzungen, durchgeführten Maßnahmen und die Reaktion des Patienten darauf.
  - Bei schwerverletzten Patienten soll die regelmäßige Verlaufskontrolle alle 5 Minuten erfolgen
- Wenn die Patienten leicht verletzt sind, dann ist eine fokussierte Untersuchung alle 15 Minuten ausreichend.

Lebensbedrohliche Blutungen

- Lebensbedrohliche Blutungen sollten spätestens jetzt behandelt werden, sofern noch nicht geschehen (s. Modul 3) durch:
  - Tourniquets,
  - direkter Druck auf die Wunde,
  - Wundtamponade,
  - Nutzung von Verbänden mit Hämostyptika.
- Bereits angelegte Tourniquets sollten erneut inspiziert/kontrolliert werden.
  - Sollte weiterhin eine signifikante Blutung vorliegen, dann muss ein zweites Tourniquet oberhalb des ersten Tourniquets angelegt werden.
  - Das erste Tourniquet sollte nicht gelockert werden, bevor der Patient nicht einer definitiven Behandlung zugeführt wurde.

Atemweg und Belüftung (s. Modul 4)

- Wenn es aufgrund von Einklemmungen oder aus anderen Gründen nicht möglich ist, die Patientenpositionierung zu kontrollieren, dann sollte der Fokus darauf gelegt werden, dass der Patient stabil gelagert ist, der Atemweg stets frei ist und die Atmung nicht behindert wird.
  - In jeder vorgefundenen Patientenlage sollte eine situationsgerechte Bewegungseinschränkung der Wirbelsäule in Betracht gezogen werden (s. Modul 6).
  - Sofern der Patient bei Bewusstsein ist und stabil und normal atmet, kann der Patient eine Position einnehmen, die für ihn angenehm und bequem ist.
  - Wenn der Patient nicht reagiert/bewusstlos ist, aber normal atmet und es keinen Anhalt für eine Verletzung der Halswirbelsäule gibt, dann kann der Patient in die (stabile) Seitenlage gebracht werden.
  - Sollte der Patient bewusstlos sein, und der Verdacht auf eine Wirbelsäulenverletzung bestehen und gleichzeitig eine Notwendigkeit bestehen, den Atemweg freizuhalten, Interventionen durchzuführen oder den Patienten zu beatmen, dann sollte der Patient in Rückenlage (mit dem Gesicht nach oben) mit freiem Atemweg gelagert werden.
- Die Lagerung des Patienten sollte immer dann angepasst werden, wenn die regelmäßige Verlaufskontrolle eine Zustandsveränderung des klinischen Bildes ergibt, zum Beispiel dann, wenn ein ursprünglich bewusstseinsklarer Patient bewusstlos wird.

Circulation (Kreislauf)

- Die Circulation sollte in kurzen Intervallen erneut untersucht werden.
  - Mindestens alle 5 Minuten, wenn der Patient schwerverletzt ist.
  - Hinsichtlich Frequenz und Qualität des peripheren Pulses
  - Hinsichtlich Veränderungen der Haut (Schockzeichen) oder des Blutdrucks
- Bei schwachen bis moderaten äußerlichen Blutungen ist direkter Druck auf die Wunde die Maßnahme der Wahl.
- Sofern mit konstantem Druck auf die Wunde (entweder durch direkten Druck oder mittels Druckverband) eine moderate Blutung nicht zum Stillstand gebracht werden kann, sollte ein Tourniquet oder die Verwendung von Verbänden mit Hämostyptika in Betracht gezogen werden (Modul 3).
- Sollte der Patient ein schweres, stumpfes Trauma im Bereich des Beckens oder der Beine erlitten haben oder ein schmerzhaftes oder instabiles Becken vorlie-

gen, dann sollte eine manuelle Stabilisierung des Beckens in Erwägung gezogen werden.

- Bei Patienten mit niedrigem Blutdruck oder Anzeichen für einen Schock sollte die Beckenstabilisierung so früh wie möglich durchgeführt werden.

Beckenverletzungen

Tabelle 3-15: Verletztes Becken.

Mögliche Zeichen für ein verletztes Becken:
• wenn eine unnatürliche Beweglichkeit des Beckens vorliegt
• Knochenreiben zu spüren ist
• der Patient stärkste Schmerzen hat
• Prellmarken am Becken zu sehen sind

- Ein verletztes Becken kann möglicherweise dann festgestellt werden, wenn der Patient sich in Rückenlage befindet (Gesicht nach oben) und sanfter, seitlicher Druck auf das Becken ausgeübt wird.
- Prellmarken am Becken sind ein wichtiges Anzeichen für eine Beckenverletzung.
- Ein verletztes Becken sollte nicht mehrfach untersucht werden.
- Wurde ein verletztes Becken identifiziert, dann kann eine manuelle Stabilisierung durchgeführt werden mit dem Ziel, den Blutverlust ins Becken zu minimieren und die mögliche Beckenfraktur zu stabilisieren.
- Es kann entweder eine kommerziell erhältliche Beckenschlinge oder ähnliches Hilfsmittel verwendet werden, oder ein Bettlaken oder vergleichbar langes Stoffstück, das eine breite Auflagefläche hat, um kontinuierlichen Druck aufzubauen.
- Der hauptsächliche Druck soll über die beiden großen Rollhügel (große Trochanter) verlaufen, um so Druck auf das kleine Becken auszuüben.
- Die Beckenschlinge oder improvisierte Hilfsmittel sollte so eng anliegen, dass der Retter kaum in der Lage ist, einen Finger zwischen die Beckenschlinge und den Körper des Patienten zu schieben.
- Sobald die Beckenschlinge angelegt ist, ist es wichtig, dass der Druck dauerhaft ausgeübt wird und nicht nachlässt.

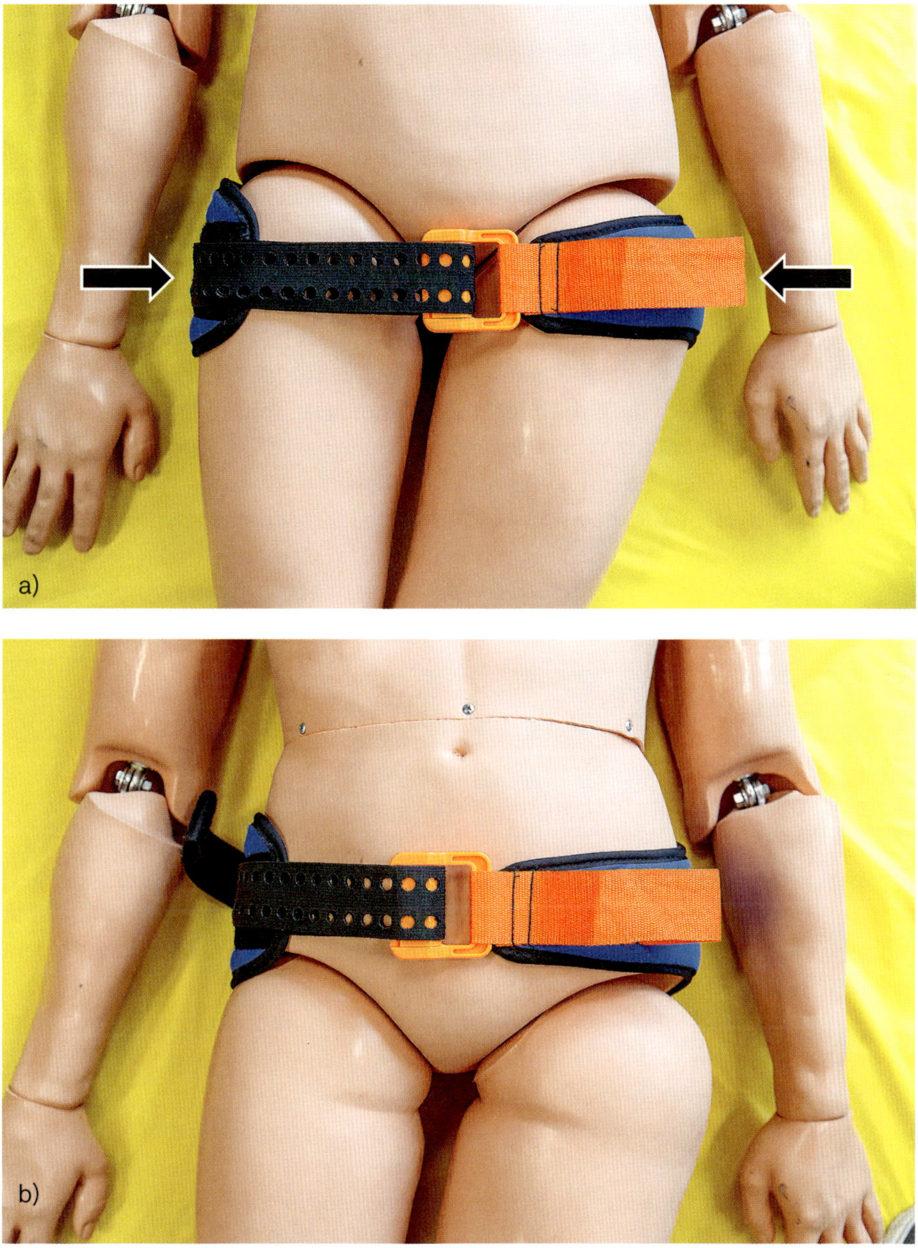

Abbildung 3-16: (a) Korrekte Anlage: Die Beckenschlinge sollte zentral auf den großen Rollhügeln (Trochanter Major) platziert werden (siehe Pfeile – meist einhergehend mit der breitesten Stelle der „Hüfte"); (b) In-korrekte Anlage: Die Beckenschlinge sollte Unterhalb des Beckenrings (Beckenkamm) platziert werden, nicht direkt darauf.

Behandlung von Frakturen

- Besondere Maßnahmen zur Vermeidung weiterer Schmerzen/Schäden sollten dann angewendet werden, wenn aufwendige und langwierige Rettungsmaßnahmen notwendig sind.
  - Eine Schienung in der vorgefundenen Position schränkt möglicherweise die Beweglichkeit der Extremität ein, unterstützt so die Rettungsmaßnahmen und verringert Schmerzen und weiteres Leid.
  - Die gerade Ausrichtung von fehlgestellten Frakturen ist in manchen Fällen notwendig.
  - Eine Kontrolle von Durchblutung, Sensorik und Motorik vor und nach dem Schienen sowie eine passende Dokumentation ist notwendig.
- Ein langes oder kurzes Wirbelsäulenbrett (Spineboard) kann zur Rettung und zum Umlagern des Patienten verwendet werden.
  - Es wird nicht für einen langen Zeitraum der Bewegungseinschränkung/Immobilisation der Wirbelsäule empfohlen (s. Modul 6).
  - Das ist besonders in Situationen wichtig, in denen sich der Abtransport verzögert oder die Transportstrecken sehr lang sind, denn es kann zu (schmerzhaften) Einschränkungen der Atemwege, der Belüftung, der Circulation (Kreislauf) oder zu Druckstellen kommen.

Psychosoziale Unterstützung

- Während langer Transportstrecken oder wenn sich der Abtransport verzögert hat der Helfer mehr Zeit, sich dem Patienten zu widmen. In diesem Zug hat er auch mehr Möglichkeiten zur psychosozialen Unterstützung, sofern der Patient bei Bewusstsein ist.
  - Beruhigende Worte sollten verwendet werden, sofern situativ angebracht.
  - Maßnahmen und Gründe für den verzögerten Abtransport sollten erklärt werden.
  - Nicht jeder Patient leidet unter dieser Situation, aber die Patienten, die darunter leiden, sind in Gefahr, aufgrund ihrer traumatischen Erfahrungen Langzeitschäden oder langfristige psychische Probleme zu entwickeln.

Vorbereitung auf die Patientenübergabe

- Eine schriftliche Dokumentation zur Übergabe des Patienten sollte angefertigt werden (s. Modul 8).

Modul 6: Bewegungseinschränkung der Wirbelsäule

Mögliche Indikationen für eine Bewegungseinschränkung der Wirbelsäule

- Aktuell ein kontrovers diskutiertes Thema in der präklinischen Notfallversorgung.
  - Geringe Datenlage, die einen Nutzen der Bewegungseinschränkung stützt.
  - Zunehmende Datenlage, die für nachteilige Effekte spricht.
  - Zunehmend ablehnende Haltung zum Einsatz der Bewegungseinschränkung.
- Eine Bewegungseinschränkung der Wirbelsäule sollte in Betracht gezogen werden, wenn die Patienten eines der folgenden Zeichen/Symptome zeigt:
  - Deformität der Wirbelsäule,
  - Schmerz oder Hardspann an der Wirbelsäule,
  - Gefühlsverlust, Kribbeln, Taubheit in den Extremitäten oder Bewegungseinschränkung der Extremitäten.
- Wann immer es schwierig ist, abzuschätzen ob die vorbenannten Kriterien erfüllt sind oder wenn die Patienten eine verringerte Bewusstseinslage haben und sich die zunehmende Bewusstseinsstörung durch das Trauma erklären lässt, sollte eine Bewegungseinschränkung der Wirbelsäule in Betracht gezogen werden.
- Eine Bewegungseinschränkung der Halswirbelsäule ist nicht angezeigt bei einer penetrierenden Verletzung der Halswirbelsäule und kann dann eher schaden.
- Sollte eine Bewegungseinschränkung der Halswirbelsäule notwendig sein, dann sollte dies in Neutralstellung erfolgen.

Material

Für die Bewegungseinschränkung der Wirbelsäule wird mindestens folgendes Material benötigt:

- Eine steife HWS-Orthese (sofern vorhanden).
  - Diese schränkt die Bewegungsfähigkeit im Hals-Nacken-Bereich ein und erinnert den Patienten daran, ihren Hals nicht zu bewegen.
- Möglichkeiten, um die weitere Bewegung des Kopfes einzuschränken.
  - Ein kommerzieller Head-Block oder ein zusammengerolltes (Lein-)Tuch und (medizinisches) Klebeband, welches dafür sorgt, dass der Patient sich daran erinnert, die HWS nicht zu bewegen.
- Eine Unterlage, auf der der Patient fixiert werden kann und die dafür sorgt, dass die Bewegungsfähigkeit der Wirbelsäule eingeschränkt ist.

  - Häufig wird ein langes Spineboard (Wirbelsäulenbrett) initial als Rettungsgerät verwendet.
  - Das Spineboard sollte entfernt und der Patient auf der Rettungsdiensttrage sicher fixiert werden.

Sicherung eines freien Atemwegs:

- Wann immer der Patient in Rückenlage transportiert wird, muss dafür Sorge getragen werden, dass der Rachen frei bleibt von Atemwegsverlegungen durch Erbrochenes oder Blut.
- Eine elektrische oder manuelle Absaugpumpe sollte zum Einsatz kommen, um zu gewährleisten, dass der Atemweg frei bleibt.

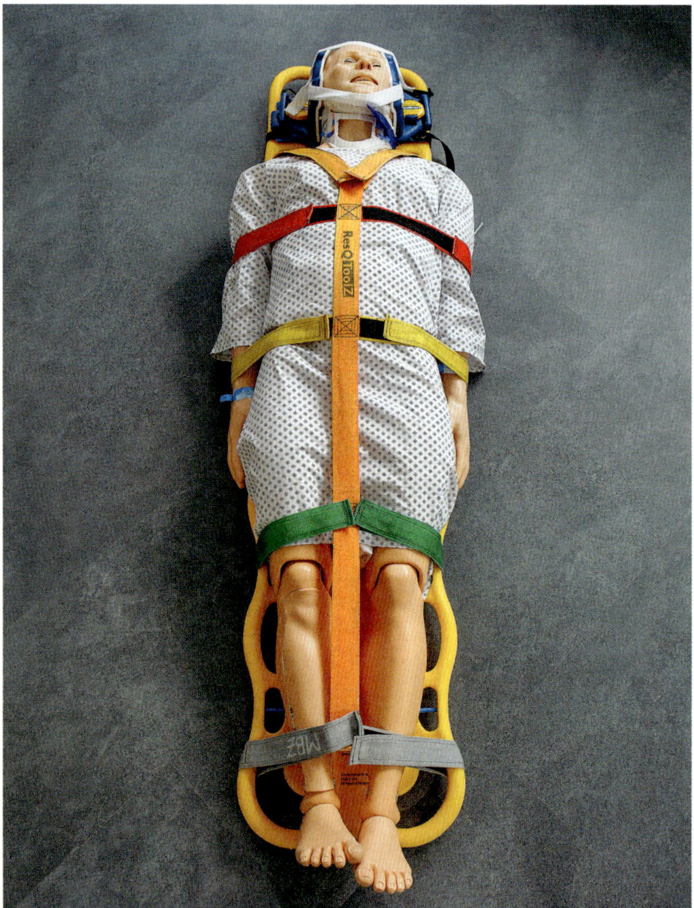

Abbildung 3-17: Ein Beispiel für die Bewegungseinschränkung der Wirbelsäule inklusive der Anwendung von HWS-Orthese, Combi-Carrier®, Spineboard/Wirbelsäulebrett o.ä. und Kopffixierung mit Gurtspinne.

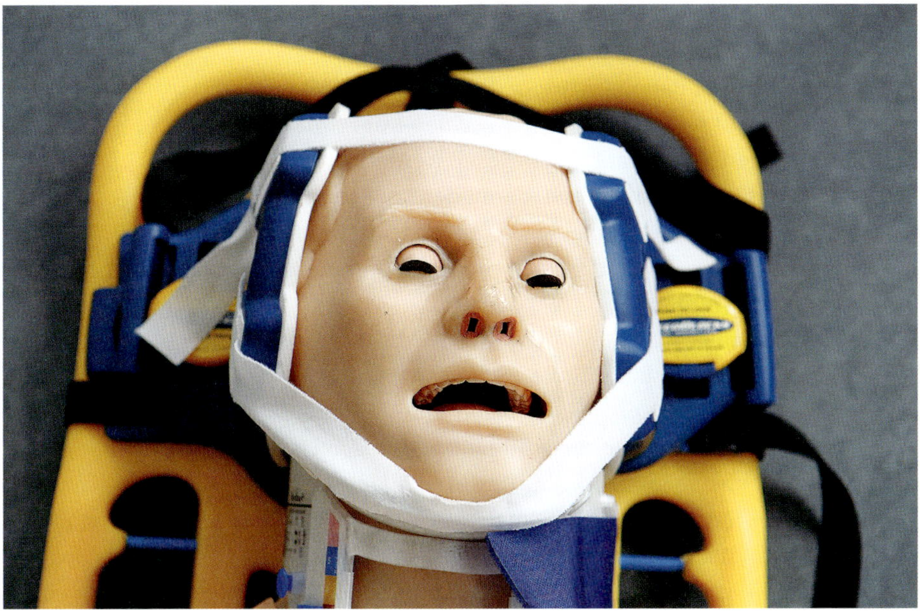

Abbildung 3-18: Auf Grund der eingeschränkten Zugangsmöglichkeiten zu den Atemwegen bei gleichzeitig durchgeführter Bewegungseinschränkung der Wirbelsäule ist es ratsam stehts einen Plan-B zum Atemwegsmanagement in der Hinterhand zu haben.

Alternatives/improvisiertes Material zur Bewegungseinschränkung der Wirbelsäule

- Einfaches Material und/oder Ersthelfer sollten in die Überlegungen zur Bewegungseinschränkung der Wirbelsäule mit aufgenommen werden:
  - Zusätzliche Hände der Ersthelfer können dabei unterstützen, Material anzureichen oder den Kopf zu fixieren, um die Bewegungsfähigkeit der Halswirbelsäule einzuschränken und damit weitere Verletzungen zu verhindern.
  - Haushaltsgegenstände, wie Handtücher oder Decken, sind häufig einfach verfügbar und hilfreich, um die Bewegungsfähigkeit des Patienten einzuschränken.

Am wichtigsten: selbst ruhig bleiben! Der Patient soll beruhigend aufgefordert werden, ebenfalls ruhig zu bleiben.

Durchführung der Bewegungseinschränkung der Wirbelsäule

- Nähere dich dem Patienten, wenn die Einsatzstelle sicher ist.
  - Der Patient soll gebeten werden seinen Kopf still zu halten
  - Der Patient soll darauf hingewiesen werden, dass Sie selbst oder eine andere Person seinen Kopf anfasst, damit der Kopf stillgehalten wird.
- Es gilt herauszufinden, ob eine Bewegungseinschränkung der Wirbelsäule notwendig ist. Sofern Zweifel bestehen, dann soll eine Bewegungseinschränkung durchgeführt werden.
  - Es muss eingeschätzt werden, welche Materialien zur Bewegungseinschränkung der Wirbelsäule zur Verfügung stehen.
  - Wenn der Patientenzustand stabil und die Situation sicher ist und er sich einer bequemen Position befindet (zum Beispiel sitzend in einem Fahrzeug), dann ist eine manuelle Stabilisierung der Halswirbelsäule und Anweisungen, still sitzen zu bleiben, möglicherweise die einzige notwendige Maßnahme.
  - Sollte der Patient sich in einer für ihn sehr unbequemen Lage befinden oder umgelagert werden müssen, dann sollte die Position verbessert werden oder ein Ort gefunden werden, um eine Bewegungseinschränkung durchzuführen (Rettung aus der Zwangslage).
  - Den Patienten an einen Ort zu verbringen (nach der Rettung), an dem der Rettungsdienst seine Arbeit nicht richtig machen kann (inklusive Bewegungseinschränkung der Wirbelsäule), reduziert die Rettungsgeschwindigkeit und führt zu mehr Bewegungen des Patienten.
- Durchführung einer manuellen Stabilisierung des Kopfs des Patienten
  - Man sollte sich selbst in eine komfortable Position bringen, bevor die manuelle Stabilisierung durchgeführt wird. Möglicherweise muss in dieser Haltung eine Weile ausgehalten werden.
  - Vorsichtig, aber bestimmt soll je eine Hand an der Seite des Kopfs des Patienten positioniert werden, ohne die Ohren zu verdecken.
  - Die Hände sollten dabei nicht in eine Wunde fassen oder anderweitig weitere Verletzungen verursachen.
  - Wenn der Kopfhelfer alleine und in der Lage dazu ist, dann sollte der Kopf zwischen den Knien positioniert werden, um so die Bewegungseinschränkung aufrecht zu halten, damit die Hände frei arbeiten können.
  - Wenn der Kopf des Patienten mit den Händen gehalten werden muss, um die Beweglichkeit der Wirbelsäule einzuschränken, dann ist es zusätzlich möglich, dem Patienten Fragen zu stellen und ihn zu beruhigen.

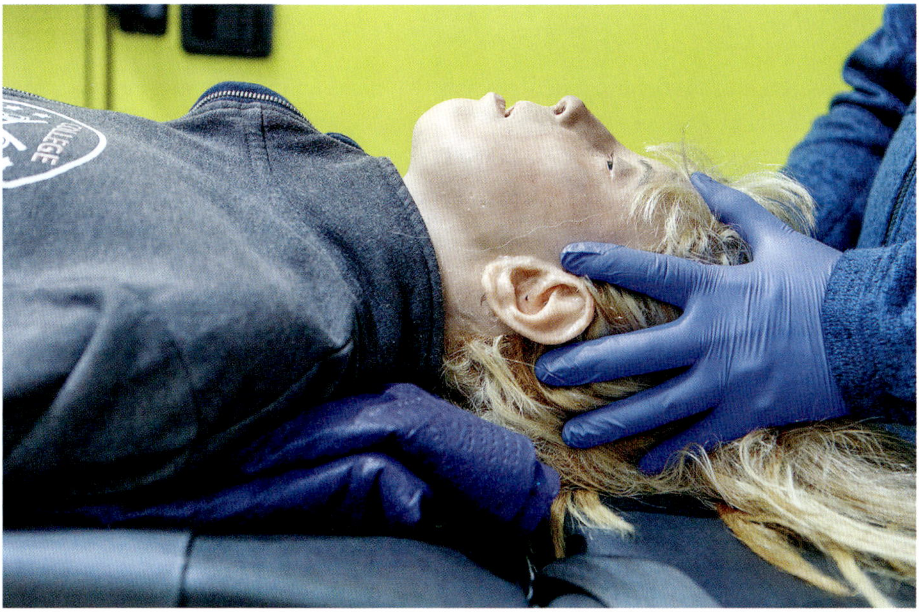

Abbildung 3-19: Sogenannte „Manuelle In-Line Stabilisierung“ vor der Anlage des Materials zur Bewegungseinschränkung der Wirbelsäule. Besonders bei kindlichen Patienten muss – auf Grund des prominenten Hinterkopfs in Relation zum Körperstamm – der Schulter-Nacken-Bereich unterpolstert werden, um ein Abknicken der Halswirbelsäule zu verhindern, bzw. um einer Atemwegsverlegung vorzubeugen.

- Der Atemweg muss in jedem Fall freigehalten werden.
  - Wenn der Patient mit normaler Stimme spricht und versteht, was der Kopfhelfer sagt, dann ist der Atemweg des Patienten höchstwahrscheinlich frei und der Bewusstseinszustand des Patienten ist normal.
  - Wenn die Annahme besteht, dass der Atemweg des Patienten gefährdet ist, dann sollten manuelle Manöver zum Öffnen des Atemwegs (s. Modul 4) durchgeführt oder andere Schritte initiiert werden, um den Atemweg freizuhalten.
  - Sollte der Kopf oder der Hals des Patienten ungewöhnlich verdreht sein oder der Atemweg dadurchverlegt sein, dann müssen Kopf und Hals vorsichtig in eine neutrale Position gebracht werden und zwar in Abhängigkeit davon, ob der Patient sitzt, steht oder liegt.
  - Sollte der Nacken sich steif anfühlen oder der Patient über Schmerzen in der HWS klagen, während er bewegt wird, dann sollte der Kopf in der vorgefundenen Position belassen werden.

Notrettung

Der Patienten muss aufgrund einer lebensbedrohlichen Situation innerhalb weniger Sekunden bewegt werden.

Tabelle 3-16: Lebensbedrohliche Umstände, die eine Notrettung notwendig machen.

Beispiele:
• Feuer oder Explosionsgefahr
• Gefahr eines Schusswaffengebrauchs oder anderer Waffen
• Akute Ertrinkungsgefahr
• Akute Einsturzgefahr
• Anhaltende Exposition gegenüber Giftstoffen

Wann immer möglich, sollten HWS und Kopf des Patienten unterstützt und der Patient in Längsrichtung bewegt bzw. gezogen werden, um die Wirbelsäule in einer Linie zu halten.

Modul 7: Unterkühlung (Hypothermie)/Wärmeerhalt

- Kältebedingte Notfälle/Verletzungen können tödlich sein oder körperliche Einschränkungen verursachen.
- Bewusstsein und Wachsamkeit in Bezug auf diese Probleme kann Leben retten.
- Hypothermie ist definiert als eine Körperkerntemperatur unter 35 °C (oder 95 °F).

Tabelle 3-17: Zeichen und Symptome einer Unterkühlung (Hypothermie).

Grad der Unterkühlung	Schweizer Hypothermie-Skala	Bewusstseinszustand/WASB	Lebenszeichen	Muskelzittern
Leicht ausgeprägt	HT I	wach (W)	vorhanden	aktiv
Moderat ausgeprägt	HT II	reduziert (A und S)	vorhanden	üblicherweise nicht
Schwer	HT III	bewusstlos (B)	vorhanden	nicht
Sehr schwer	HT IV	bewusstlos (B)	nicht vorhanden[1]	nicht
Tod	HT V	bewusstlos (B)	nicht vorhanden[1]	nicht

[1] Möglicherweise sind die Lebenszeichen durch die schwere Bradykardie und die Zentralisation schwer feststellbar. Sollte keine offensichtliche Atmung oder Kreislauffunktion vorliegen, dann sollte für 60 Sekunden eine Atmungs- und Pulskontrolle durchgeführt werden.

- Der Körper verliert durch Ableitung, Konvektion, Strahlung, Ausatmung und Verdunstung Wärme.
  - Unterschiedliche Umgebungen können den Wärmeverlust sehr deutlich beeinflussen.
  - Kaltes Wasser kann einen 25-fach höheren Wärmeverlust bedeuten als kalte Luft.
- Schutz vor Auskühlung ist immer besser als die Behandlung einer Unterkühlung.
- Muskelzittern ist ein frühes Zeichen für eine Unterkühlung.
  - Dies ist eine sehr effektive Methode, um Wärme zu produzieren; dabei wird aber die vorhandene Energie sehr schnell verbraucht.
  - Bei kleineren, lokalisierten Verletzungen ist die orale Gabe von Nahrung als Ersatz für die verbrauchten Kalorien (Energie) möglicherweise sinnvoll.
  - Kann eine Person kein Muskelzittern mehr erzeugen, hat sie die Möglichkeit verloren, für den eigenen Wärmeerhalt zu sorgen und benötigt Unterstützung von außen.

- Eine Unterkühlung wird oft mit dem englischen „*Umbles*“ charakterisiert.
  - Bei jedem Patienten mit einem veränderten Bewusstseinszustand besteht mindestens das Risiko einer moderat ausgeprägte Unterkühlung.

Tabelle 3-18: „Umbles“-Akronyme zur Einteilung der Unterkühlung.

	Hypothermie-Skala	Patientenverhalten
Fumbles (Fummeln)	Leicht ausgeprägte Hypothermie (HT I)	Verlangsamte Reaktionszeit, Verlust der Koordination
Stumbles (Stolpern)	Moderat ausgeprägte Hypothermie (HT II)	Verlust der Bewegungskontrolle
Grumbles (Grummeln/Nörgeln)	Moderat ausgeprägte Hypothermie (HT II)	Veränderung in Bezug auf Verhalten/Stimmung
Mumbles (Murmeln)	Moderat ausgeprägte Hypothermie (HT II)	Verwaschene oder verlangsamte Sprache

Leicht ausgeprägt (HT I)

- Fumbles (fummeln) – Verlangsamte Reaktionszeit und Koordinationsschwierigkeiten
- Der Patient ist wach und zittert.

Moderat ausgeprägt (HT II)

- Stumbles (stolpern) – Verlust der Bewegungskontrolle
- Grumbles (grummeln) – Stimmungs-/Verhaltensschwankungen
- Mumbles (murmeln) – Verwaschene oder langsame Sprache

Schwer (HT III)

- Der Patient ist bewusstlos und zeigt kein Muskelzittern.
- Anfangs ist ein Puls vorhanden.
- Ist kein Puls zu tasten, dann hat der Patient eine sehr schwere, profunde Unterkühlung (HT IV).

Koagulopathie (Gerinnungsstörung) und die Letale Trias

Selbst eine leicht ausgeprägte Unterkühlung erhöht die Blutgerinnungszeit erheblich.

- Unterkühlung, eine verlängerte Gerinnungszeit („Koagulopathie“) und Laktatazidose sind zusammengenommen die „Letale Trias“.
  - Hinweis auf ein erhöhtes Sterberisiko

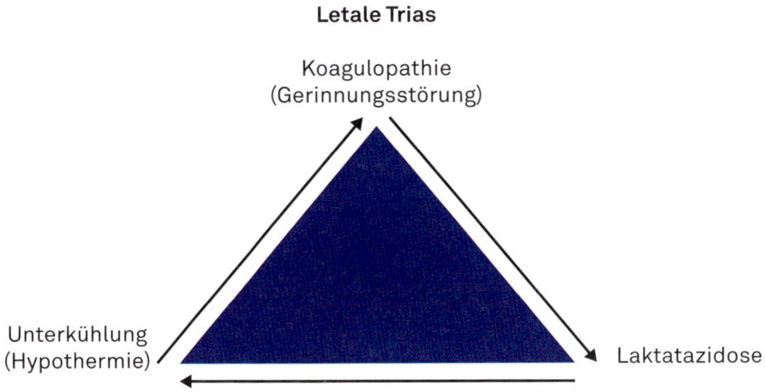

Abbildung 3-20: Letale Trias.

Behandlung im Einsatz

- Die initiale Behandlung beinhaltet vor allem, den Patienten – wann immer möglich – aus der kalten Umgebung zu retten.
  - Die Patienten sollten mindestens von der kalten Umgebung abgeschirmt werden (Decken).
  - Der direkte Kontakt mit der kalten Umgebung (z. B. Boden) sollte verhindert werden.
- In einer unsicheren Umgebung sollte durchnässte Kleidung nicht entfernt werden.
  - Es besteht sonst das Risiko eines weiteren Wärmeverlusts.
  - Sobald sich der Patient in einer sicheren Umgebung befindet, kann die Kleidung entfernt werden.
  - Besonders dann, wenn die Transportzeit voraussichtlich mehr als 30 Minuten beträgt.

Immer daran denken: Friert der Helfer, dann ist auch dem Patienten kalt.

Hypothermie-Packung

- Der Patient ist mindestens mit einer schützenden Decke abzudecken.
- Hypothermie-Packungen bestehen bestenfalls aus isolierendem Material unter der vorbeschriebenen Decke, wie z. B. einem Schlafsack, mit dem der Patient vollständig eingewickelt ist.
  - Ein Zugang für die Regelmäßige Verlaufskontrolle muss vorhanden bleiben.

Tabelle 3-19: Anforderungen an die Hypothermie-Behandlung

Schweregrad der Unterkühlung	Schweizer Hypothermie-Skala	Empfehlungen für die Therapie
Leicht ausgeprägt	HT I	• Verbringen in eine warme Umgebung oder Einsatz der Hypothermie-Packung. Muskelzittern ist eine sehr effektive Wiedererwärmung. • sofern vorhanden, sollten warme, gesüßte Getränke gegeben werden, z. B. heiße Schokolade. (Hinweis: Süße Getränke sind wichtiger als warme Getränke).
Moderat ausgeprägt	HT II	• Verbringen in eine warme Umgebung oder Einsatz der Hypothermie-Packung. • die Bewegung sollte vorsichtig und in horizontaler Position erfolgen. • keine Getränke wegen des verminderten Bewusstseinszustands. • Wärmekissen/warme Getränkeflaschen sollten auf der Brust, den Rücken und den Unterarmen platziert werden.
Schwer	HT III	• das gleiche Procedere wie vorbeschrieben (HT II). • Vorbereitung auf möglicherweise notwendige assistierte Beatmung/Atemwegsmaßnahmen und Reanimationsmaßnahmen.
Sehr schwer	HT IV	• Reanimationsmaßnahmen sind erforderlich. • Die Dauer der Reanimationsmaßnahmen ist kein Indikator für das Outcome des Patienten. Unterkühlte Patienten können mehrere Stunden Reanimation mit einem guten Outcome überleben. • Kurze Unterbrechungen der Reanimationsmaßnahmen (5 Minuten Reanimation und 5 Minuten Pause) können toleriert werden, um die Rettung des Patienten zu ermöglichen. **Hinweis:** Dies ist nur bei Patienten mit eindeutiger schwerer Hypothermie möglich. • Es ist notwendig, lokale Protokolle zum Vorgehen zu kennen.
Tod	HT V	• Wenn es unmöglich ist, die Thoraxkompressionen durchzuführen, oder es offensichtliche Todeszeichen gibt, wie ein abgetrennter Kopf oder Verlust von Extremitäten, dann sind Reanimationsmaßnahmen zu unterlassen.

- Sofern vorhanden, können Wärmekissen oder warme Getränkeflasche neben der Brust, dem Rücken und den Unterarmen des Patienten platziert werden, um externe Wärme zu erzeugen.
  - Die Wärmepackungen sollten nicht direkt auf der Haut platziert werden.

Herzkreislaufstillstand und Unterkühlung

- Unterkühlung führt möglicherweise zu einer schweren Bradykardie (langsamer Herzschlag), einer sehr flachen und langsamen Atmung und/oder einem kaum messbaren Blutdruck.
  - Manche Patienten wirken scheinbar leblos.
  - Es bedarf mindestens einer Puls- und Atmungskontrolle für 60 Sekunden, um festzustellen, dass keine Lebenszeichen vorhanden sind.
- Patienten mit traumatisch bedingtem Herzkreislaufstillstand haben meist eine geringere Überlebenschance.
  - Die gilt besonders für durch stumpfe Traumata verursachten Herzstillstand.
- Eine profunde Unterkühlung (sehr schwere Hypothermie ohne Puls) bedarf einer langen Reanimation, bis der Patient wiedererwärmt und komplett untersucht werden kann.
  - „Niemand ist tot, solange er nicht warm und tot ist."
- Die Dauer der Reanimationsmaßnahmen ist kein Indikator für das Patienten-Outcome.
  - Es gibt gut dokumentierte Berichte einer vollständigen Erholung von Patienten bei vorliegender isolierter schwerer Unterkühlung selbst nach einer Wiederbelebung von vielen Stunden.

Modul 8: Sichtung/Triage und Kommunikation

Einführung in die Sichtung/Triage

„Triage“ geht zurück auf das französische Wort „trier“, was „sortieren“ bedeutet.

Ziel der Triage/Sichtung: Die bestmögliche Behandlung für die größtmögliche Zahl an Patienten zu gewährleisten.

- Wird meistens bei Großschadensereignissen angewendet, wenn die Zahl der Patienten die Zahl der zur Verfügung stehenden Ressourcen zur Patientenbehandlung überschreitet.
- Es gibt verschiedene Triage-/Sichtungssysteme.
  - Alle unterliegen dem grundsätzlich gleichen Ziel.

Durchführung der Triage/Sichtung

Die Triage/Sichtung ist in zwei Teile unterteilt:
1. Sichtung auf Zuruf
2. Individuelle Beurteilung.

Sichtung auf Zuruf

- Der Retter nutzt die bei den Patienten noch vorhandene Fähigkeit zu laufen und einfachen Anweisungen zu folgen, um die Betroffenen in drei Gruppen aufzuteilen.
  - Die Charakteristika der jeweiligen Gruppe sind mit der Verletzungsschwere assoziiert, ebenso wie mit dem Bedarf an lebensrettenden Sofortmaßnahmen.
  - Dieser Schritt legt fest, in welcher Reihenfolge die Patienten eine individuelle Behandlung erhalten.

Schritt 1: Zunächst werden alle Betroffenen durch laut ausgesprochene (gerufene) Anweisungen darum gebeten, einen zuvor festgelegten – sicheren – Bereich aufzusuchen.

- Personen, die in der Lage sind, sowohl diese Anweisungen zu verstehen und Folge zu leisten als auch gleichzeitig, den festgelegten Bereich eigenständig gehend zu erreichen, haben vermutlich keine lebensbedrohlichen Verletzungen erlitten und können zu einem späteren Zeitpunkt erneut gesichtet werden.

- **Hinweis:** Sichtung und Triage sind ausgelegt auf stumpfe Traumata und erfassen möglicherweise nicht exakt die Bedürfnisse von Patienten mit penetrierenden Traumata. Die Patienten sollten daher zu einem späteren Zeitpunkt nochmals gesichtet und genauer untersucht werden, sobald es die Situation erlaubt.

Schritt 2: Alle Patienten, die nicht in der Lage sind, eigenständig zu laufen, sollen aufgefordert werden, eine einfache Anweisung zu befolgen, z. B. mit einem Arm zu winken.

- Die Fähigkeit, dieser Anweisung zu folgen, differenziert die wachen (und orientierten) Patienten von den, aufgrund eines schweren Traumas, desorientierten und/oder bewusstseinseingeschränkten bzw. bewusstlosen Patienten.
- Patienten, die in der Lage sind zu „winken“, können als zweites gesichtet werden; zuerst werden die Patienten gesichtet, die keine Reaktion gezeigt haben.

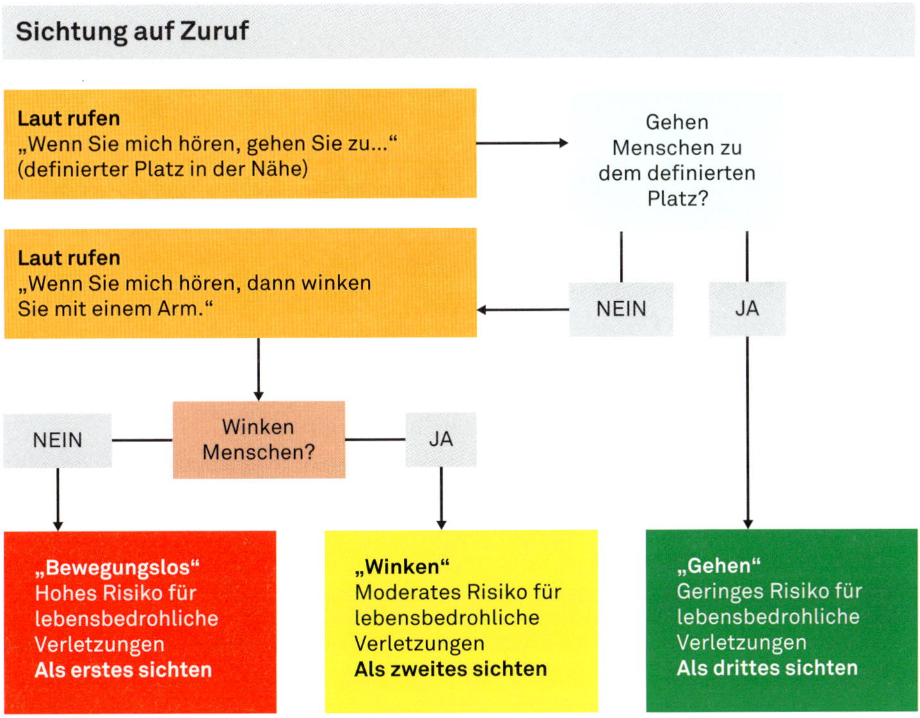

Abbildung 3-21: Sichtung auf Zuruf.

Individuelle Sichtung/Triage

Nachdem die Sichtung auf Zuruf abgeschlossen ist, findet eine individuelle Sichtung/Triage statt und die Sichtungs-/Triage-Kategorien werden festgelegt.

- Es gibt typischerweise vier (gelegentlich auch fünf) Sichtungs-/Triage-Kategorien – abhängig davon, welches Sichtungs-/Triage-System verwendet wird.
- Unterschiedliche Sichtungs-/Triage-Systeme haben unterschiedliche Kriterien dafür, die Schwere der Verletzungen festzustellen. Dabei sind jedoch die grundsätzlichen Befunde des Patienten gleich.

SOFORT

- Diese Patienten zeigen lebensbedrohliche Verletzungen, die so schnell wie möglich behandelt werden müssen.
- Diese Patienten haben eine gute Überlebenschance, sofern sie schnell behandelt werden.
- Diese Patienten haben Behandlungs- und Transportpriorität.

Hinweis: Manche Sichtungs-/Triage-Systeme klassifizieren Kinder, die höchstens zwei Jahre alt sind (Säuglinge/Kleinkinder) automatisch in diese Kategorie, da es besondere Herausforderungen in der Untersuchung und Kommunikation mit ihnen gibt.

Hinweis: In manchen Systemen werden diese lebensbedrohlich verletzten Patienten anders eingeordnet (mit geringerer Priorität), sobald die lebensrettende Maßnahme (z. B. effektive Anlage eines Tourniquets), erfolgreich durchgeführt wurde.

DRINGEND → aufgeschobene Dringlichkeit

- Diese Patienten haben schwerwiegendere Verletzungen.
- Dennoch kann die Behandlung verzögert stattfinden, ohne dass es zu signifikanten Verschlechterungen des Outcomes kommt.
- Die Verletzungen sind schwer, aber nicht lebensbedrohlich.
  - Üblicherweise sind dies z. B. (mehrere) offensichtliche Knochenbrüche oder (auch schwere) Verbrennungen geringer Ausdehnung.
- Sekundäre Behandlungs- und Transportpriorität.

NICHT DRINGEND → spätere (ambulante) Behandlung

- Diese Patienten sind leicht verletzt, wie beispielsweise durch kleine Schnitte oder Prellungen.
- Tertiäre Behandlungs- und Transportpriorität.

ABWARTEND → Betreuend

- Patienten, die zwar noch am Leben sind, aber vermutlich dennoch versterben, auch wenn sofort (lebensrettende) Maßnahmen durchgeführt werden könnten.

TOD / VERSTORBEN

- Patienten, die nicht selbstständig atmen, auch wenn der Atemweg in einem einmaligen Versuch frei gemacht/geöffnet wurde.
  - In den meisten Sichtungs-/Triage-Systemen erhalten pädiatrische Patienten zwei Rettungsbeatmungen, bevor sie als verstorben klassifiziert werden.
- Sichtungs-/Triage-Systeme die keine Einteilung in „abwartend" vorsehen, teilen Patienten, die in diese Kategorie fallen, in die Kategorie der Verstorbenen ein.
- Diese Patienten werden nur behandelt/transportiert, wenn es die Ressourcen erlauben.

Individuelle Sichtungs-/Triage-Algorithmen

Tabelle 3-20: Generelle Charakteristika von Sichtungs-/Triage-Systemen

Kategorie	Charakteristika	Beispiele
SOFORT ROT	Eine oder mehr der folgenden Kriterien sind/ist erfüllt und die Überlebenschancen sind bei den vorhandenen Ressourcen gering: • Schwierigkeiten mit dem Atemweg, dem Atmen (Belüftung) oder der Kreislaufsituation – schwere Atemprobleme – Verwirrtheitszustände, – fehlender Radialispuls • akut lebensbedrohliche Verletzungen – lebensbedrohliche Blutungen – schwere Verbrennungen über größerer Körperpartien oder im Bereich des Atemwegs	• Bewusstlosigkeit • Kopfverletzungen mit Verwirrtheitszuständen • unkontrollierte Blutungen • unmöglichkeit einen Radialispuls zu tasten • penetrierende Brustkorbverletzungen

DRINGEND **GELB**	• keine Schwierigkeiten mit den Atemwegen, der Belüftung oder der Kreislaufsituation • schwere, aber nicht lebensbedrohliche Verletzungen	• offensichtliche Knochenbrüche • schwere Verbrennungen an den Extremitäten oder mit geringer Ausdehnung am Rumpf (nicht das Gesicht betreffend) • leicht ausgeprägte Atemnot ohne wirkliche Auswirkungen auf die Belüftung
NICHT DRINGEND **GRÜN**	• keine Schwierigkeiten mit den Atemwegen, der Belüftung oder Kreislaufsituation • nur leichte Verletzungen	• kleine Schnittverletzungen und Prellungen • Angstzustände/Aufregung ohne andere Anzeichen für eine Verletzung • Verstauchungen und Dehnungen

ABWARTEND
 	
GRAU/ VIOLETT
	Erfüllt eine oder mehrere der folgenden Kriterien und hat geringe Überlebenschancen in Anbetracht der aktuell verfügbaren Ressourcen:
	• akute Probleme mit den Atemwegen, der Belüftung oder der Kreislaufsituation
	  – schwerste Atmungsprobleme
	  – schwere Verwirrtheitszustände
	  – fehlender Radialispuls
	• Akut lebensbedrohliche Verletzungen
	  – lebensbedrohliche Blutungen
	  – schwerste Verbrennungen an großen Körperarealen oder im Bereich der Atemwege
		• offene Schädel-Hirn-Traumata mit freiliegender Hirnmasse
		• Bewusstlosigkeit mit sehr langsamer, irregulärer Atmung
		• Bewusstlosigkeit mit sehr langsamem, irregulärem Puls

TOD **SCHWARZ**	• Derzeit ohne Puls • Patienten, die trotz einem Freimachen der Atemwege nicht atmen • Pädiatrische Patienten erhalten gegebenenfalls zunächst zwei Rettungsbeatmungen, bevor sie als verstorben klassifiziert werden.	• Pädiatrische Patienten ohne Spontanatmung, nachdem sie zwei Rettungsbeatmungen erhalten haben • Pulslose Patienten • Patienten, die nicht atmen

- Folgende individuelle Algorithmen zur Beurteilung können genutzt werden:
  - **mSTART**
  - **PRIOR**

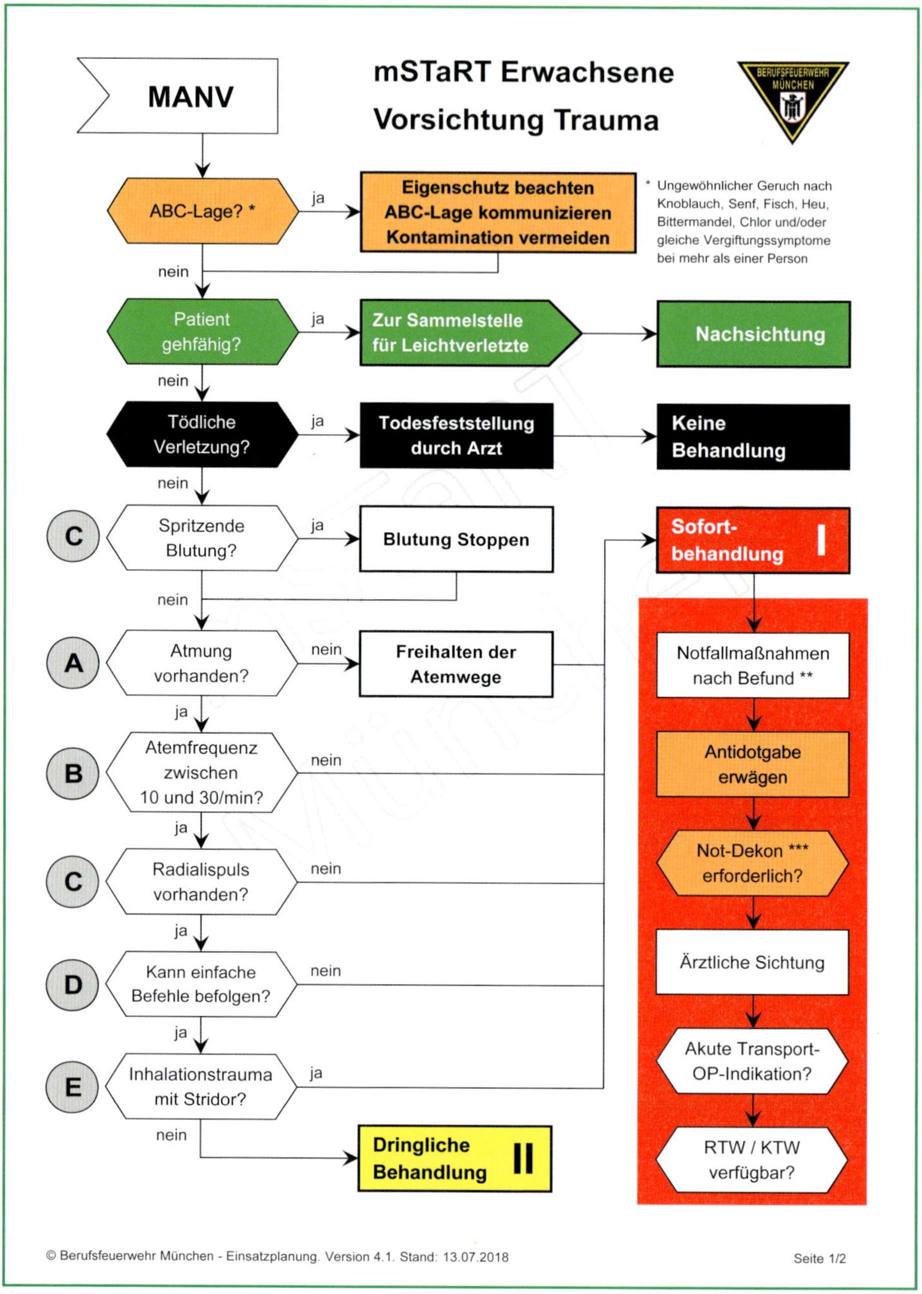

Abbildung 3-22: Algorithmus mSTaRT Erwachsene. Mit freundlicher Genehmigung der Berufsfeuerwehr München.

mSTaRT Erwachsene
Vorsichtung Trauma

BERUFSFEUERWEHR MÜNCHEN

Sichtungskategorie		Beschreibung	Maßnahme
I	10-20%	Vital bedroht	**Sofortbehandlung** Falls keine Änderung der Sichtungskategorie nach der Behandlung → **Transportpriorität !**
II	20-40%	Schwerverletzt, schwer erkrankt	**Dringliche Behandlung** *Behandlung an Patientenablage oder am Behandlungsplatz; Transport nach Priorität.*
III	30-50%	Leicht verletzt leicht erkrankt	**Nicht dringliche Behandlung** *Nach ärztlicher Untersuchung ggfs. Entlassung zum Hausarzt.*
IV	10-15%	Derzeit ohne Überlebens-chance	**Palliative Versorgung** **Vergabe dieser Kategorie nur durch Ärzte nach Freigabe durch LNA**. Diese Patienten werden bei der Vorsichtung zunächst in Sichtungskategorie I erfasst.
	10-15%	tot	**Kennzeichnung** Zunächst in Auffindesituation belassen. (→ polizeiliche Ermittlung)

**** Notfallmaßnahmen bei SK I (rot)**

Nicht Aufgabe des Sichtungsteams während der Vorsichtung !

Durchführung durch den Notarzt bzw. in Notkompetenz durch Rettungsfachpersonal.

- Atemwegssicherung (Larynxtubus, ggfs. Notfallintubation, ggfs. Notfallkoniotomie)
- Dringliche Intubation bei GCS kleiner 10, Blutung im Mund-Rachen-Raum oder Aspiration
- Beatmung über Maske oder Tubus
- Thoraxdekompression bei Spannungspneumothorax
- Blutstillung

***** Notdekontamination bei SK I und notwendigem Notfalltransport**

- Entfernen der Kleidung
- ggfs. Abwaschen / Abtupfen mit Wasser oder Wasser-Seife-Gemisch

 Seite 2/2

Abbildung 3-22: Fortsetzung.

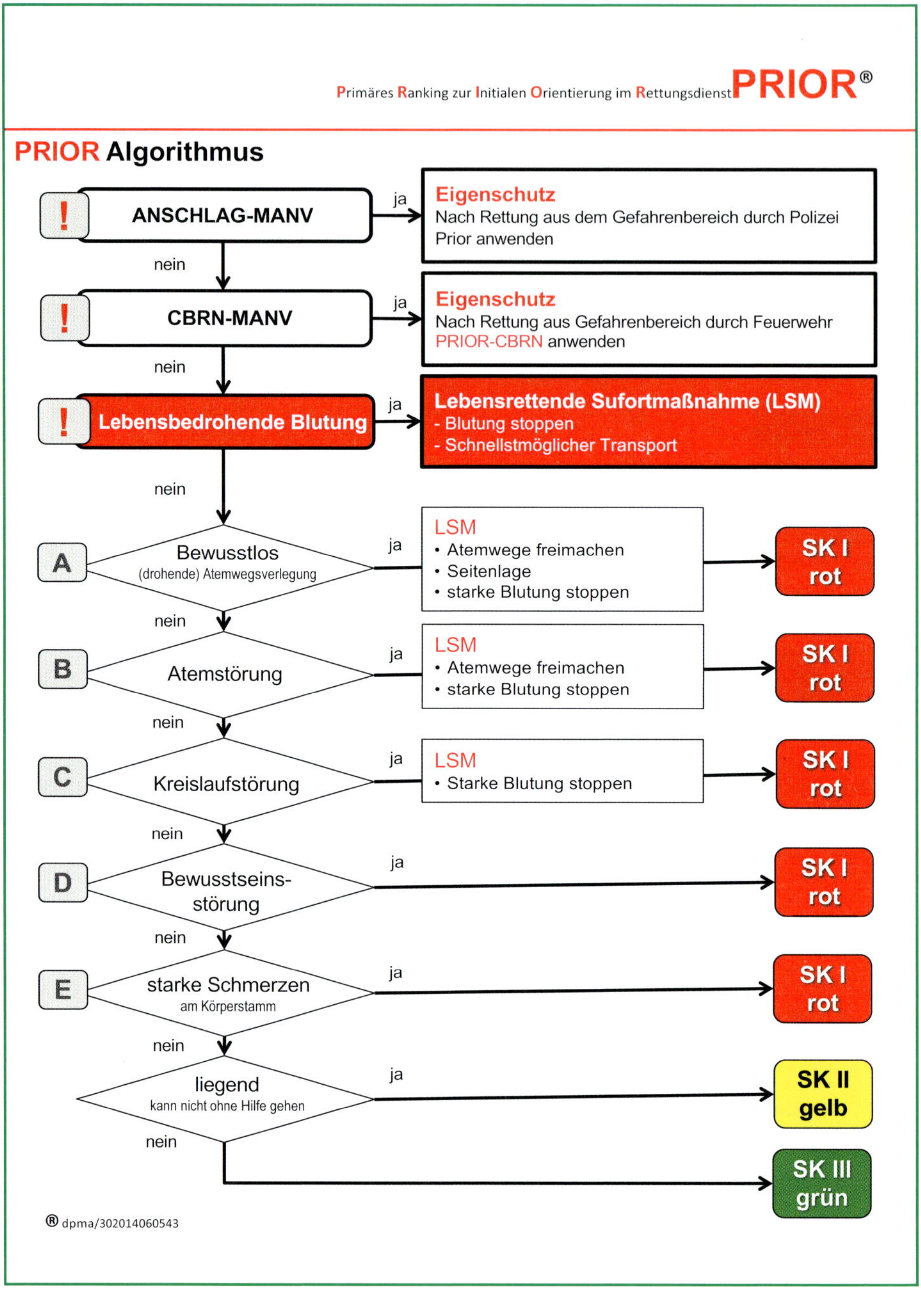

Abbildung 3-23: Algorithmus PRIOR (**P**rimäres **R**anking zur **I**nitialen **O**rientierung im **R**ettungsdienst).

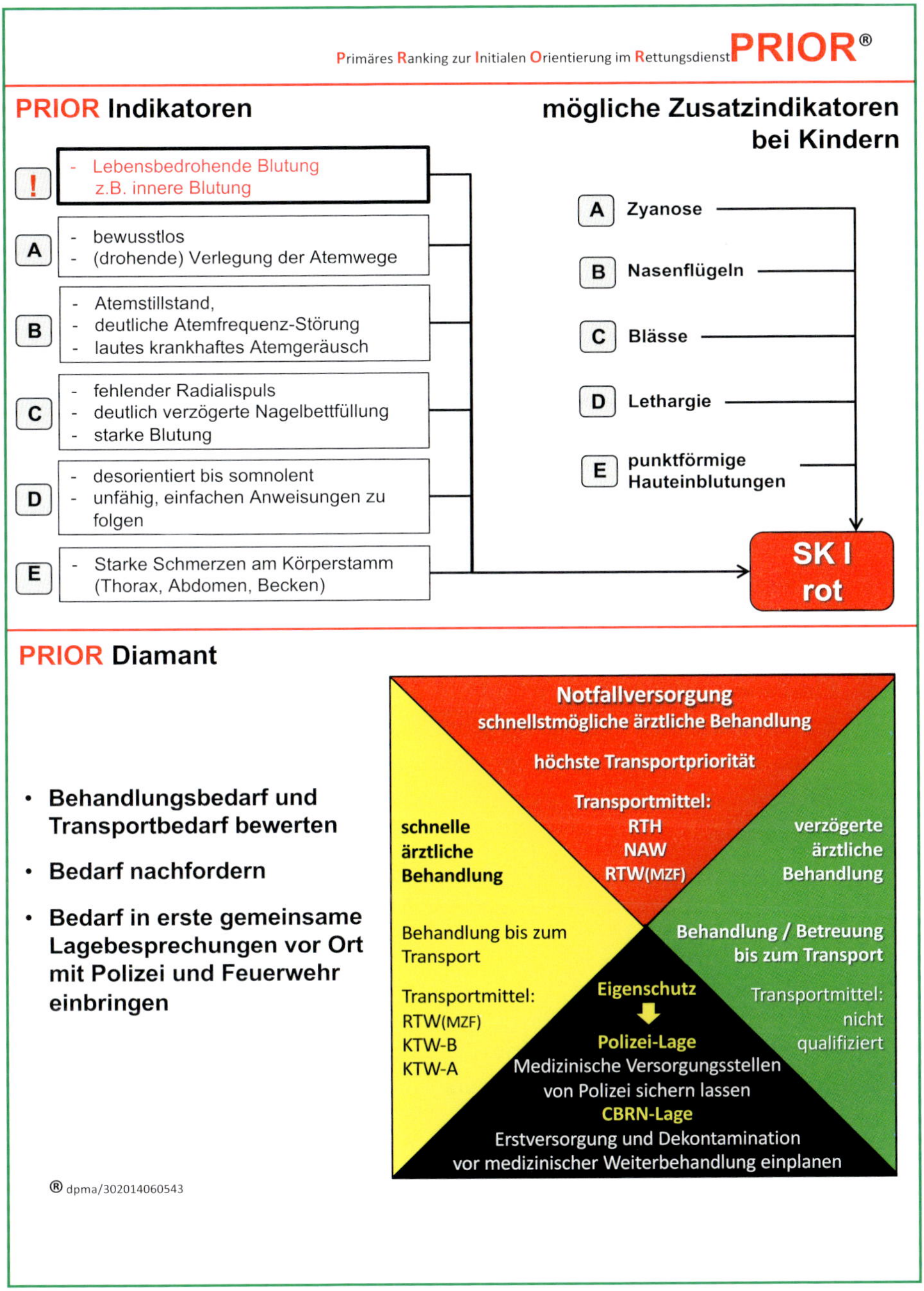

Abbildung 3-23: Fortsetzung.

Spezielle Überlegungen

Regelmäßige Verlaufskontrolle

- Erfolgt typischerweise, nachdem die initiale Sichtung/Triage abgeschlossen wurde.
- Erfolgt, während die Patienten behandelt und transportiert werden.
  - Der Zustand der Patienten kann sich sehr schnell ändern; dies lässt sich nur durch eine Verlaufskontrolle feststellen.

Lebensrettende Maßnahmen

- Einige Sichtungs-/Triage-Systeme erlauben es, dass lebensrettende Maßnahmen bereits durchgeführt werden, bevor oder während die Sichtungs-/Triage-Kategorie festgelegt wird.
  - Tourniquet-Anlage bei lebensbedrohlichen Extremitätenblutungen.
  - Nadeldekompression bei vermutetem Spannungspneumothorax (sofern Maßnahme bekannt).
  - Antidotgabe mittels Autoinjektor (sofern vorhanden).
- Diese Maßnahmen beeinflussen möglicherweise die Entscheidung in Bezug auf die Sichtungs-/Triage-Kategorie.
  - Ein Patient mit einer lebensbedrohlichen Blutung an einer oder mehreren Extremitäten wäre initial als **„Sofort“** klassifiziert.
  - Wenn sich die Blutung durch die Anlage eines Tourniquets kontrollieren lässt, wird der Patient möglicherweise in die niedrigere Kategorie **„Dringend“** eingeordnet.
  - Die Entscheidung, ob ein Patient in eine niedrigere Kategorie eingeordnet werden kann, hängt vom verwendeten Triage-System ab.

Kommunikation

- Wann immer die Behandlung eines Patienten von einem Behandler zu einem anderen Behandler übergeht, findet eine Übergabe statt.
- Unzureichende Übergaben führen zu gesundheitlichen Schäden für den Patienten.
- Etwa 80 % aller schweren medizinischen Fehlentscheidungen sind auch mit auf eine schlechte Kommunikation während der Übergabe zurückzuführen.
- Es existieren verschiedene praktische Empfehlungen für eine gute Kommunikation für die Übergabe, um eine klare und zielführende Übergabe zu ermöglichen.

Tabelle 3-21: SBAR (nicht nur auf Patientenübergaben bezogen).

		Frage	Beschreibung	Beispiel
S	**Situation**	Was ist das Problem des Patienten? Von welcher Situation wird berichtet bzw. worüber wird erzählt?	Man stellt sich selbst vor, nennt den Namen des Patienten und beschreibt kurz das Problem.	„Wir sind Polizisten und haben hier einen 23-jährigen Patienten mit einer Schussverletzung am Arm.“
B	**Background/ Hintergrund**	Was ist die Hintergrundgeschichte für diesen Patienten oder was ist die Ursache für den Patientenzustand?	Alle wichtigen Hintergrundinformationen, die den derzeitigen Patientenzustand erklären, müssen beschrieben werden.	„Er wurde mit vorgehaltener Waffe bedroht und ausgeraubt und hat dabei eine einzelne Schussverletzung am linken Oberarm davongetragen.“
A	**Assessment/ Untersuchung (Beurteilung)**	Was ist das Problem?	Die Ergebnisse der Untersuchungen und die durchgeführten Maßnahmen sollten aufgezählt werden. Sofern möglich, sollten auch alle noch nicht gelösten Probleme angeführt werden.	„Es bestand eine schwere Blutung; deswegen wurde ein Tourniquet angelegt. Dadurch wurde die Blutung kontrolliert. Wir gehen davon aus, dass die Verletzung sehr schwer ist.“
R	**Recommendation/ Weiteres Vorgehen**	Was ist als Nächstes zu unternehmen?	Die Erwartungen an die nun folgenden Schritte in der Behandlung sollten adressiert werden, besonders mit Blick auf die konkrete Problemstellung.	„Der Patient benötigt einen zügigen Transport in ein Krankenhaus, um dort besser untersucht und behandelt zu werden.“

Tabelle 3-22: ATMIST (bezieht sich nur auf Übergaben).

A	Alter
T	Time (Zeitpunkt der Verletzung)
M	Mechanismus der Verletzung
I	Injuries (Festgestellte Verletzungen)
S	Symptome und Zeichen
T	Therapie und Vitalzeichen

Tabelle 3-23: VOMIT (Priorisiert die vorhandenen Vitalzeichen vor allen anderen Informationen).

V	Vitalzeichen: Schnellste Herzfrequenz, niedrigster Blutdruck
O	Origin (Herkunft: Einsatzstelle oder entsendendes Krankenhaus)
M	Mechanismus der Verletzung: Besteht die Gefahr, dass der Patient Gefahrstoffen ausgesetzt war?
I	Injuries (Festgestellte Verletzungen)
T	Therapie/Durchgeführte Maßnahmen

4 Anhang

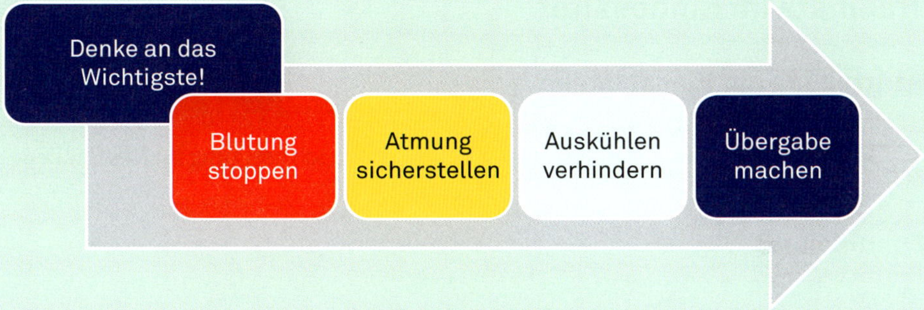
Denke an das Wichtigste!
Blutung stoppen
Atmung sicherstellen
Auskühlen verhindern
Übergabe machen

4.1 Spezielle Anforderungen für besondere Patientengruppen

Der ITLS Duty to Respond-Ansatz, verletzte Patienten zu untersuchen und zu behandeln, wurde entwickelt, um **jeden** Patienten behandeln zu können.

Dennoch haben bestimmte Patientengruppen besondere Charakteristiken, die bei der Versorgung zu berücksichtigen sind.

Traumata im Kindesalter

Beurteilung der Einsatzstelle

- **Hinweis:** Immer auch Kindesmisshandlung/-vernachlässigung im Kopf haben.

Zustimmung

- In vielen Situationen können die Kinder der Behandlung nicht zustimmen oder diese ablehnen.
- **Maßnahmen:** Darauf achten, dass die Eltern oder eine Aufsichtsperson vor Ort sind.
  - Wann immer eine lebensbedrohliche Situation vorgefunden wird, wird entsprechend der Umstände entschieden.

Untersuchung allgemein

- Häufig ist es aufgrund des Verhaltens und des Entwicklungszustand des Kindes herausfordernd, eine eindeutige Patientengeschichte/Anamnese erheben zu können.
- Kinder haben manchmal ein anderes Schmerzempfinden oder lokalisieren den Schmerz an anderer Stelle (z. B. als Schmerzen im Handgelenk bei Ellenbogenverletzung).
- Eine Untersuchung der Halswirbelsäule ist möglicherweise eingeschränkt oder gar nicht möglich.
- **Maßnahmen:** Einbindung der Eltern sofern vor Ort und verfügbar,
  - um das Kind zu trösten,
  - um die Patientengeschichte/Unfallhergang/Anamnese zu schildern,
  - um eine eventuelle Verhaltensänderung im Vergleich zum sonst bekannten Verhalten des Kindes zu beschreiben.

Dies ist von besonderer Bedeutung bei Kindern mit speziellen Bedürfnissen/Einschränkungen.

Generelle Herangehensweise

Schnelle Möglichkeit pädiatrische Patienten einzuschätzen

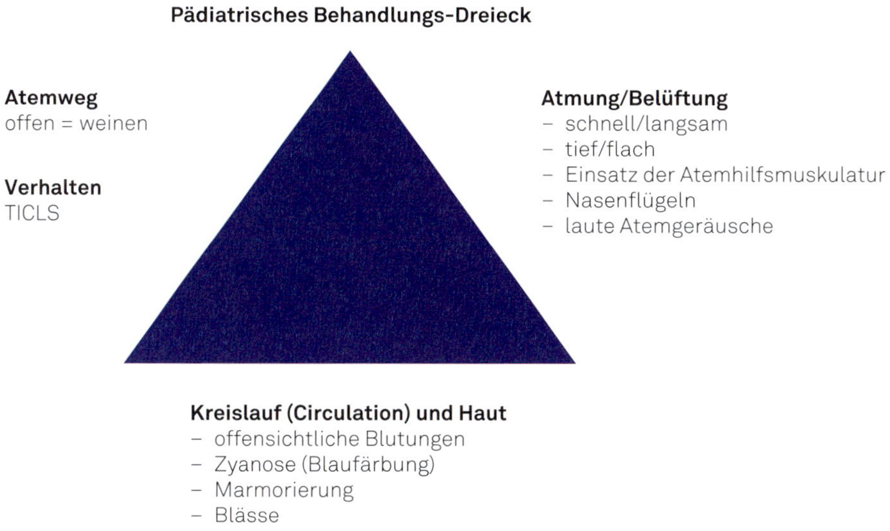

Abbildung 4-1: Schnelle Möglichkeit pädiatrische Patienten einzuschätzen: Pädiatrisches Behandlungs-Dreieck.

Bewusstseinszustand

Je jünger das Kind (besonders Neugeborene und Säuglinge) ist, desto schwerer ist die Durchführung der Untersuchung bei einem vermuteten Schädel-Hirn-Trauma.

Maßnahmen: Die Personen, die das Kind kennen, fragen, ob es sich normal verhält.

- Das Kind sollte Bewegungen mit den Augen folgen können.
- Neurologische Untersuchung: bei Kindern → TICLS („Tickles“)

Tabelle 4-1: TICLS: Neurologische Untersuchung bei Kindern

T	Tone (Tonus; Muskeltonus): Schwach, stark oder nicht vorhanden
I	Irritability (Reizbarkeit): Auffälliges oder fehlendes Weinen als Reaktion auf einen Reiz, Äquivalent zum WASB-Schema bei Kindern
C	Consolability (Tröstbarkeit): Kann nicht getröstet oder beruhigt werden.
L	Look (Blick): Starrt „mit leerem Blick" geradeaus; stellt keinen Blickkontakt her.
S	Speech (Sprache): Auffällig oder nicht vorhanden in Abhängigkeit vom Alter.

Atemweg

- Säuglinge sind Bauchatmer.
  - **Maßnahmen:** Alles, was dies behindert, kann möglicherweise Atemnot oder einen Atemstillstand verursachen.
- Kinder unter 6 Monaten sind Nasenatmer.
  - **Maßnahmen:** Sicherstellen, dass die Nase frei ist.

Belüftung

- Atemwegsverlegungen sind üblich, besonders bei Säuglingen.
  - **Maßnahmen:** Überstrecken oder zu starke Beugung der HWS vermeiden, wenn Atemwegsmanöver durchgeführt werden. Denn dies kann Atemwegsverlegungen auslösen oder verschlimmern.
- Kleine Kinder haben meist wenig ausgeprägte Atemmuskulatur. Sie sind damit einer höheren Gefahr ausgesetzt, sich muskulär zu erschöpfen und einen Atemstillstand zu erleiden.
  - **Maßnahmen:** Schnelles Erkennen von Anzeichen für eine Atemnot oder einen Atemstillstand bei Kindern:
    - Nasenflügeln,
    - Beugen des Kopfes bei der Einatmung (schwache Nackenmuskulatur) („head bobbing" = Kopfnicken),
    - Einziehungen an der Brust,
    - Grunzen,
    - nach Luft schnappen.

Circulation (Kreislauf)

- Kinder können einen Schock länger kompensieren als erwachsene Menschen. Wenn sie aber dekompensieren, dann dekompensieren sie schnell und heftig.
  - **Maßnahmen:** Engmaschige Kontrolle der Kreislaufparameter.
- Eine Bradykardie (langsame Herzfrequenz) ist bei Kindern nicht normal.
  - **Maßnahmen:** Wenn eine Bradykardie (langsame Herzfrequenz) vorhanden ist, dann ist anzunehmen, dass das Kind schwer verletzt ist. Besonders der Atemweg und die Belüftung müssen untersucht werden, da eine Bradykardie oft ein Zeichen für einen Sauerstoffmangel ist.

Vitalzeichen

- Die Normwerte verändern sich mit dem Alter des Kindes. Als grobe Regel gilt: Ab der Pubertät gelten diesbezüglich Kinder als Erwachsene.

Tabelle 4-2: Altersabhängige Normwerte der Vitalzeichen bei Kindern und Jugendlichen

Alter	Niedrigster akzeptabler systolischer Blutdruck (mmHg)	Puls/Minute bzw. Herzfrequenz	Atemzüge/Minute
Säugling (< 1 Jahr)	> 60 (oder gut tastbarer Puls)	100–160	30–60
Kleinkind (1–3 Jahre)	> 70 (oder gut tastbarer Puls)	90–150	24–40
Vorschulalter (4–5 Jahre)	> 75	80–140	22–34
Schulalter (6–12 Jahre)	> 80	70–120	18–30
Jugendalter (13–18 Jahre)	> 90	60–100	12–20

- Allgemeine Formel zur Bestimmung des Ziel-Blutdrucks: **Systolischer Blutdruck > 80 + (2-mal Lebensalter in Jahren)**

Unterkühlung (Hypothermie)

- Kinder sind besonders gefährdet, eine Unterkühlung zu erleiden.
  - **Maßnahme:** Kind warmhalten.

Trauma in der Schwangerschaft

Wichtig zu wissen

- Wann immer eine schwangere Patientin behandelt wird, behandelt man zwei Patienten.
  - **Maßnahmen:** Die beste Behandlung des Kindes ist eine optimale Behandlung der Mutter.

Beurteilung der Einsatzstelle

- **Hinweis:** Immer an die Möglichkeit häuslicher Gewalt denken.

Tabelle 4-3: Folgende Fragen sollten allen schwangeren Patientinnen gestellt werden.

Wichtige Fragen an die schwangere Patientin
• Die wievielte Schwangerschaft liegt vor?
• In welcher Schwangerschaftswoche befinden Sie sich?
• Wann ist der errechnete Geburtstermin?
• Gab es Komplikationen in dieser oder in vorherigen Schwangerschaften?
• Haben Sie Bauchschmerzen seit dem Unfall/Ereignis?
• Haben Sie Wehentätigkeit?
• Spüren Sie Kindsbewegungen?
• Haben Sie das Gefühl eines Fruchtwasserabgangs?
• Haben Sie selbst vaginale Blutungen wahrgenommen?

Lebensfähigkeit

- Die Lebensfähigkeit beschreibt die Überlebenschancen des Kindes außerhalb des Mutterleibs. Bei der Beurteilung gibt es lokale Unterschiede, meist gilt dies aber im Bereich der 23.–24. Schwangerschaftswoche.
  - **Maßnahme:** Wenn der Oberrand des Uterus oberhalb des Bauchnabels getastet werden kann, dann ist von einer Lebensfähigkeit auszugehen.

Belüftung

- Das vergrößerte Volumen und Gewicht des ungeborenen Kindes drücken von unten gegen das Zwerchfell und verringern das Lungenvolumen. Schwangere haben eine erhöhte Atemfrequenz und erhöhten Sauerstoffbedarf.
  - **Maßnahmen:** Stets von schnell auftretenden Atemproblemen ausgehen.
  - **Maßnahmen:** Frühzeitige Sauerstoffgabe falls notwendig und vorhanden.

Circulation (Kreislauf)

Das zunehmende Blutvolumen während der Schwangerschaft kann einen Schock anfänglich verschleiern. Die normale Herzfrequenz ist im zweiten und/oder dritten Schwangerschaftsdrittel um 15–20 Schläge schneller als üblich.

- Vena-Cava-Kompressionssyndrom: Die Gebärmutter übt Druck auf die untere Hohlvene aus, was den Blutrückfluss zum Herzen einschränkt. Die Folge ist ein fallender/niedriger Blutdruck.
  - **Maßnahmen:** Lagerung in leichter Linksseitenlage.
  - **Maßnahmen:** Optional ein Spineboard verwenden, um die Patientin um 30° auf die Seite zu drehen.
- Plazentaablösung – Lösung der Plazenta von der Uteruswand: Ein lebensbedrohlicher Notfall im letzten Schwangerschaftsdrittel. Das Vorhandensein einer Blutung ist oft nicht zu erkennen – die Mutter entwickelt möglicherweise einen Schock. Das Kind ist von der Sauerstoffversorgung abgeschnitten – es stirbt möglicherweise.
  - **Maßnahmen:** Bei allen schwangeren Patientinnen mit starken Bauchschmerzen und gespanntem/harten Unterbauch im letzten Schwangerschaftsdrittel ist eine möglich Plazentaablösung anzunehmen.
  - **Maßnahmen:**
    - Sauerstoffgabe (sofern möglich),
    - Optimierung der Kreislaufparameter der Mutter (sofern möglich),
    - schneller Transport.

Trauma im Alter

Wichtig zu wissen

- Definiert als Alter > 60 Jahre.
- Mit einem schlechteren Outcome und häufigeren Komplikationen einhergehend verglichen mit jüngeren Patienten
- Häufig führen auch geringe Unfallmechanismen zu Verletzungen.
- Ältere Menschen haben weniger Kompensationsreserven, auch bei geringen Traumata.
- Verschiedene Medikamente können Einfluss auf die Behandlung haben.
  - Herzmedikamente verschleiern oder verdecken Schockzeichen.
  - Blutverdünner können Blutungen verschlimmern – besonders bei kleineren Kopfverletzungen.

Beurteilung der Einsatzstelle

- **Hinweis:** Immer auch an Vernachlässigung/Misshandlung im Alter denken.

Atemweg

- Eingeschränkte Beweglichkeit im Nacken
- Zahnprothesen oder fehlende Zähne
  - **Maßnahmen:** Auf Schwierigkeiten beim Atemwegsmanagement bei älteren Patienten gefasst sein.

Belüftung

- Verringerte Atemreserven führen schnell zu einem Sauerstoffmangel
- Die physiologischen Antwortmöglichkeiten auf einen Sauerstoffmangel oder oder Atemprobleme sind eingeschränkt, was zu einem Atemstillstand führt.
  - **Maßnahmen:** Stets von auftretenden Atemproblemen ausgehen.
  - **Maßnahmen:** Sauerstoffgabe, sofern verfügbar.

Circulation (Kreislauf)

- Ältere Patienten haben üblicherweise einen erhöhten „normalen" Blutdruck.
  - **Maßnahmen:** Ein systolischer Blutdruck < 110 mmHg kann bei dieser Patientengruppe schon ein Zeichen für einen Schockgeschehen sein und mit einem erhöhten Risiko zu versterben einhergehen.
- Die Dauermedikation verhindert möglicherweise den Herzfrequenzanstieg als Antwort auf ein Schockgeschehen.
  - **Maßnahmen:** Befragen Sie den Patienten nach den Dauermedikamenten.
  - **Maßnahmen:** Stets auf einen Schock gefasst sein.
- Nicht alle Schockgeschehen stehen in Zusammenhang mit dem Trauma, besonders dann, wenn es sich um Bagatelltraumata handelt.
  - **Maßnahmen:** Internistische Ursachen als Grund für das Trauma annehmen.
  - **Maßnahmen:** Einen Schlaganfall als Sturzursache annehmen.

Glossar

Achtung! Stopp! (Hard Stop): Eine sofortige Unterbrechung der Ersteinschätzung und initialen Untersuchung im Fall des Feststellens einer lebensbedrohlichen Verletzung, die einer sofortigen Behandlung bedarf oder bei Bedenken hinsichtlich der Einsatzstellensicherheit.

ATMIST: Ein Kommunikationswerkzeug für eine strukturierte Patientenübergabe, bestehend aus den Elementen (Patienten-)Alter (**a**ge), Zeitpunkt der Verletzung (**t**ime), Verletzungs-Mechanismus (**m**echanismn of injury), Identifizierte Verletzungen (**i**njuries identified), Zeichen und Symptome (**s**igns), Therapie (**t**reatment).

Beutel-Masken-Ventilation (Bag Valve Mask): Mit der Hand zu bedienendes Gerät, das es ermöglicht einen Patienten zu beatmen, wenn er/sie einen Atemstillstand hat oder inadäquat atmet.

Bewegungseinschränkung der Wirbelsäule (Spinal Motion Restriction): Maßnahmen, die das Ziel haben, die Bewegungsfähigkeit der Wirbelsäule von Traumapatienten einzuschränken und dabei die Wirbelsäule in gerader Position zu halten. Dies geschieht unter Nutzung einer Hals-Wirbelsäulen-Orthese/Stiff-Neck und eines langen oder kurzen Wirbelsäulenbretts (Spineboard) oder improvisierten Hilfsmitteln.

Bewusstseinszustand: Klassifizierung unterschiedlicher Bewusstseinszustände.

„Blick durch die Windschutzscheibe“ (Windshield Survey): Erste Beobachtungen direkt nach Eintreffen an der Einsatzstelle als Bestandteil der Beurteilung der Einsatzstelle. Sollte Informationen über die Art der Einsatzstelle, mögliche Gefahren und die Patientenanzahl/Notwendigkeit einer Sichtung zusammenfassen.

Blind einzuführende Atemwegshilfe (Supraglottische Atemwegshilfe, SGA), (Blind Insertion Airway Device): Ein invasiveres Hilfsmittel, um bei bewusstlosen Patienten den Atemweg freizuhalten und zu sichern, ohne dabei direkten Blick auf die Stimmbänder zu haben.

Blutungen an den Übergängen von Körperstamm und Extremitäten (Junctional Bleeding): Blutungen an den Übergängen zwischen Rumpf und den Extremitäten (Achselhöhle, Leistenbeuge, Hals/Nacken). An diesen Stellen ist die Anlage eines Tourniquets nicht möglich.

C-ABC: Die Bestandteile der Ersteinschätzung. Kontrolle (**C**ontrol) von lebensbedrohlichen Blutungen, dann Untersuchung von **A**temwegen, **B**elüftung und **C**irculation (Kreislauf).

Ersteinschätzung (Initial Assessment): Eine Patientenuntersuchung, um schnellstmöglich (potenziell) lebensbedrohliche Verletzungen festzustellen. Fokussiert auf den generellen Eindruck, C-ABC und den Bewusstseinszustand.

Erstuntersuchung (Primary Survey): Ein umfassender Ansatz, um den Patienten zu untersuchen und zu behandeln. Beinhaltet die Beurteilung der Einsatzstelle, die Ersteinschätzung, die Schnelle Trauma Untersuchung/Fokussierte Untersuchung und die Regelmäßige Verlaufskontrolle.

Fokussierte Untersuchung (Focused Exam): Eine Untersuchung, die sich nur auf eine bestimmte Körperregion fokussiert, und zwar auf Grundlage eines geringfügigen oder lokalisierten Verletzungsmechanismus. Typischerweise wird diese bei Patienten durchgeführt, die als leicht verletzt klassifiziert wurden.

Hämostyptika (Hemostatic Agent): Eine chemische Substanz, die häufig Verbandstoffen beigemengt wird, um die Blutstillung zu unterstützen.

Hypothermie-Packung (Hypothermia Wrap): Eine dichte Barriere, oft gemeinsam mit isolierenden Materialien verwendet, um die Wärmeabgabe an die Umgebung zu verringern und um eine Unterkühlung zu verhindern bzw. zu behandeln.

Koagulopathie (Coagulopathy): Eingeschränkte Fähigkeit Blutgerinnsel zu bilden, oft in Verbindung mit einer Hypothermie (Unterkühlung).

Lebensbedrohliche Blutung: Eine Blutung die – wenn sie nicht schnellstmöglich kontrolliert/gestoppt wird – zum Tod des Patienten führt.

Lebensfähigkeit (Viability): Die Überlebenschancen eines Ungeborenen außerhalb der Gebärmutter, typischerweise ab der 23.–24. Schwangerschaftswoche.

Leicht-/Nicht verletzt (not sick): Verletzte Patienten, die, sofern sie zunächst nicht behandelt werden, mindestens 30 Minuten überleben werden. Leicht verletzt bedeutet nicht, dass keine Behandlung erfolgt. Diese Patienten benötigen möglicherweise nur eine fokussierte Untersuchung.

Letale Trias (Triad of Death): Ein Zusammenkommen von Umständen (Hypothermie [Unterkühlung], Koagulopathie und Azidose), die mit geringeren Überlebenschancen von Traumapatienten assoziiert sind.

Nagelbettprobe (Cap [Capillary] Refill): Die Zeitdauer bis zur wiederkehrenden Rosa-Färbung des Kapillarbetts (z. B. unter den Fingernägeln [Nagelbett]), nachdem davor kräftiger Druck ausgeübt wurde, um Blut aus dem Nagelbett auszudrücken, bis es blass wurde. Normalerweise kehrt das Blut binnen 2–3 Sekunden zurück; eine längere Dauer kann ein Schockzeichen sein.

Nasale Atemwegshilfe (Nasopharyngeal Airway, NPA): Auch als Nasentrompete/Wendl-Tubus bekannt. Eine Atemwegshilfe, die in der Nase platziert wird, um die Sauerstoffversorgung zu verbessern und den Atemweg freizuhalten.

Niedriger Blutdruck (Hypotonie): Niedriger Blutdruck, bei Erwachsenen typischerweise definiert als ein systolischer Blutdruck < 90 mmHg.

Orale Atemwegshilfe (Oropharyngeal Airway, OPA): Ein Atemwegshilfsmittel, das in den Mund eingebracht wird und das Zurückfallen der Zunge und daraus folgende Atemwegsverlegung verhindert. Wird bei bewusstlosen Patienten verwendet.

Pädiatrisches Behandlungsdreieck (Pediatric Assessment Triangel, PAT): Eine schnelle Untersuchungsmethode für kindliche Patienten.

Plazentaablösung: Ein Abreißen der Plazenta von der Gebärmutterwand mit dem Risiko, dass der Fötus und die Mutter sterben.

Pneumothorax: Kollabierte Lunge

PSA (PPE): Persönliche Schutzausrüstung, z. B. (Einmal-)Handschuhe, Mund-Nasen-Schutz, Schutzbrille, etc.

Regelmäßige Verlaufskontrolle (Reassessment): Wird bei schwer verletzten Patienten nach der Ersteinschätzung und der Schnellen Trauma-Untersuchung durchgeführt und auch immer dann, wenn der Patient bewegt wurde und/oder Maßnahmen durchgeführt wurden oder alle 5 Minuten während der fortgesetzten Behandlung.

Rippenserienfraktur (Flail Chest): Zwei oder mehr beieinanderliegende Rippen sind an mindestens 2 oder mehr Stellen gebrochen. Dies führt dazu, dass dieses Segment der Brustwand nicht mehr in Verbindung mit dem restlichen Rippenkäfig steht. Die Folge ist eine ineffektive Atmung.

SAMPLE: Eine systematische Untersuchung/Herangehensweise, um die Patientengeschichte herauszufinden, bestehend aus den Elementen **S**ymptome, **A**llergien,

(Dauer-)**M**edikation, (medizinische) **P**atientengeschichte, **L**etzte orale Nahrungs-/Flüssigkeitsaufnahme, **E**reignis.

SBAR: Ein strukturiertes Kommunikationswerkzeug bestehend aus den Elementen **S**ituation, **B**ackground (Hintergrund), Assessment (Untersuchung) und **R**ecommendations (Anforderungen) für die Patientenübergabe.

Schnelle Trauma-Untersuchung (Rapid Trauma Survey): Eine schnelle und dennoch systematische Untersuchung des Patienten mit dem Ziel, lebensbedrohliche Zustände schnellstmöglich zu behandeln. Wird nach der Ersteinschätzung durchgeführt bei Patienten mit schwerem Verletzungsmechanismus oder bei Patienten, die als schwer verletzt klassifiziert wurden.

Schock: Ein lebensbedrohlicher Zustand, charakterisiert durch einen nicht ausreichenden Blutfluss und damit einer Unterversorgung mit Sauerstoff und anderen Blutbestandteilen in lebensnotwendigen Organen, insbesondere dem Gehirn.

Schwer verletzt (Sick): Verletzte Patienten, deren Verletzungen – sofern sie nicht behandelt werden – binnen 30 Minuten zum Tod des Patienten führen. Benötigen typischerweise eine Schnelle Trauma-Untersuchung.

Sichtung auf Zuruf (Sorting): Erster Schritt der Sichtung/Triage. Teilt die Patienten in drei Kategorien ein, basierend auf der Fähigkeit der Patienten, zu laufen und einfachen Befehlen zu folgen.

Sichtung/Triage: Der Prozess, Patienten zu sortieren und Behandlungsprioritäten festzulegen, mit dem Ziel der größten Zahl von Patienten die bestmögliche Behandlung zukommen zu lassen.

Stabile Seitenlage (Recovery Position): Eine Lagerung, in der es einem bewusstlosen, aber noch atmenden Patienten ermöglicht wird, einen freien Atemweg zu haben.

Stridor: Pfeifendes Geräusch während der Inspiration (Einatmung) und/oder Exspiration (Ausatmung), welches darauf schließen lässt, dass der obere Atemweg verengt oder teilweise verlegt ist.

TICLS: Eine schnelle neurologische Untersuchung bei kleinen Kindern mit Fokus auf den Muskeltonus (**T**one), Reizbarkeit (**I**rritability), Tröstbarkeit (**C**onsolability), Blick (**L**ook) und Sprache (**S**peech).

Tourniquet: Genauer benannt als arterielle Blutsperre. Ein kommerzielles oder improvisiertes Hilfsmittel, um den Blutfluss unterhalb des Anlagepunkts an einer Extremität zu stoppen.

Umbles: Akronym, um sich die Zeichen und Symptome einer Hypothermie (Unterkühlung) besser merken zu können: F**umbles** (fummeln), St**umbles** (stolpern), Gr**umbles** (grummeln), M**umbles** (murmeln).

Unterkühlung (Hypothermie): Eine systemische Erkrankung, die typischerweise ausgelöst wird, wenn der Körper niedrigen Temperaturen ausgesetzt war/ist und die die Überlebenschancen von Traumapatienten verringert.

Vena-Cava-Kompressionssyndrom (Supine Hypotension Syndrom): Blutdruckabfall in Abhängigkeit von der Patientenposition bei schwangeren Patientinnen, wenn die Gebärmutter auf die großen Blutgefäße im Bauch drückt.

VOMIT: Kommunikationswerkzeug, um eine strukturierte Patientenübergabe zu machen, bestehend aus den Elementen **V**italzeichen, Herkunft (**o**rigin), Verletzungsmechanismus (**m**echanismn of injury), identifizierte Verletzungen (**i**njuries identified), Therapie (**t**reatments given).

WASB (AVPU): Skala zur Beurteilung des Bewusstseinszustandes des Patienten, basierend darauf, ob der Patient **W**ach (**a**lert) ist, oder auf **A**nsprache reagiert (responsive to verbal stimuli) oder auf **S**chmerzreize reagiert (responsive to **p**ainful stimuli) oder **b**ewusstlos ist (**u**nresponsive).

Weiterführende Literatur

Badiali S, Giugni A, Marcis L. Testing the START Triage Protocol: Can It Improve the Ability of Non-medical Personnel to Better Triage Patients During Disasters and Mass Casualties Incidents? Disaster Med Public Health Prep. 2017 Jun;11(3):305–309. https://doi.org/10.1017/dmp.2016.151

Bakke HK, Steinvik T, Eidissen SI, Gilbert M, Wisborg T. Bystander first aid in trauma – prevalence and quality: a prospective observational study. Acta Anaesthesiol Scand. 2015;59(9):1187–1193. https://doi.org/10.1111/aas.12561

Boulton AJ, Lewis CT, Naumann DN, Midwinter MJ. Prehospital haemostatic dressings for trauma: a systematic review. Emerg Med J. 2018;35(7):449–457. https://doi.org/10.1136/emermed-2018-207523

Burton JH, Harmon NR, Dunn MG, Bradshaw JR. EMS provider findings and interventions with a statewide EMS spine-assessment protocol. Prehosp Emerg Care. 2005;9(3):303–309. https://doi.org/10.1080/10903120590962003

Burton JH, Dunn MG, Harmon NR, Hermanson TA, Bradshaw JR. A statewide, prehospital emergency medical service selective patient spine immobilization protocol. J Trauma. 2006;61(1):161–167. https://doi.org/10.1097/01.ta.0000224214.72945.c4

Cannon JW, Khan MA, Raja AS, Cohen MJ, Como JJ, Cotton BA, et al. Damage control resuscitation in patients with severe traumatic hemorrhage: A practice management guideline from the Eastern Association for the Surgery of Trauma. J Trauma Acute Care Surg. 2017;82(3):605–617. https://doi.org/10.1097/TA.0000000000001333

Fernández A, Ares MI, Garcia S, Martinez-Indart L, Mintegi S, Benito J. The Validity of the Pediatric Assessment Triangle as the First Step in the Triage Process in a Pediatric Emergency Department. Pediatr Emerg Care. 2017;33(4):234–238. https://doi.org/10.1097/PEC.0000000000000717

Garner A, Lee A, Harrison K, Schultz CH. Comparative analysis of multiple-casualty incident triage algorithms. Ann Emerg Med. 2001;38(5):541–548. https://doi.org/10.1067/mem.2001.119053

Kaczynski J, Wilczynska M, Fligelstone L, Hilton J. The pathophysiology, diagnosis and treatment of the acute coagulopathy of trauma and shock: a literature review. Eur J Trauma Emerg Surg. 2015;41(3):259–272. https://doi.org/10.1007/s00068-013-0360-9

Kragh JF Jr, Walters TJ, Baer DG, Fox, CJ, Wade CE, Salinas J, et al. Survival with emergency tourniquet use to stop bleeding in major limb trauma. Ann Surg. 2009;249(1):1–7. https://doi.org/10.1097/SLA.0b013e31818842ba

Michaleff ZA, Maher CG, Verhagen AP, Rebbeck T, Lin CW. Accuracy of the Canadian C-spine rule and NEXUS to screen for clinically important cervical spine injury in patients following blunt trauma: a systematic review. CMAJ. 2012;184(16):E867-E876. https://doi.org/10.1503/cmaj.120675

Oliver GJ, Walter DP, Redmond AD. Prehospital deaths from trauma: Are injuries survivable and do bystanders help?. Injury. 2017;48(5):985–991. https://doi.org/10.1016/j.injury.2017.02.026

Oliver GJ, Walter DP, Redmond AD. Are prehospital deaths from trauma and accidental injury preventable? A direct historical comparison to assess what has changed in two decades. Injury. 2017;48(5):978–984. https://doi.org/10.1016/j.injury.2017.01.039

Silvestri S, Field A, Mangalat N, Weatherford T, Hunter C, McGowan Z, et al. Comparison of START and SALT triage methodologies to reference standard definitions and to a field mass casualty simulation. Am J Disaster Med. 2017;12(1):27–33. https://doi.org/10.5055/ajdm.2017.0255

Starmer AJ, Spector ND, Srivastava R, West DC, Rosenbluth G, Allen AD, et al. Changes in medical errors after implementation of a handoff program. N Engl J Med. 2014;371(19):1803–1812. https://doi.org/10.1056/NEJMsa1405556

Stiell IG, Clement CM, McKnight RD, Brison R, Schull MJ, Rowe BH, et al. The Canadian C-spine rule versus the NEXUS low-risk criteria in patients with trauma. N Engl J Med. 2003;349(26):2510–2518. https://doi.org/10.1056/NEJMoa031375

Vassallo J, Horne S, Smith JE. Triage and the Modified Physiological Triage Tool-24 (MPTT-24). BMJ Mil Health. 2020;166(1):33–36. https://doi.org/10.1136/jramc-2017-000878

Walters, TJ, Wenke, JC, Greydanus, DJ, Kauvar, DS, Baer, DG. Laboratory Evaluation of Battlefield Tourniquets in Human Volunteers. Mil Med. 2005;170(9): 770–775.

Walters TJ, Mabry RL. Issues related to the use of tourniquets on the battlefield. Mil Med. 2005;170(9):770–775. https://doi.org/10.7205/milmed.170.9.770

Zafren K, Giesbrecht GG, Danzl DF, Brugger H, Sagalyn EB, Walpoth B, et al. Wilderness Medical Society practice guidelines for the out-of-hospital evaluation and treatment of accidental hypothermia: 2014 update. Wilderness Environ Med. 2014;25(4 Suppl):S66-S85. https://doi.org/10.1016/j.wem.2014.10.010

Bildnachweis

Abb. 2-11/3-22: mStaRT Erwachsene Vorsichtung Trauma. Die Copyrightrechte liegen bei der Berufsfeuerwehr München (Einsatzplanung).

Abb. 2-12/3-23: PRIOR. Die Copyrightrechte liegen bei der Deutschen Gesellschaft für Katastrophenmedizin (DGKM e. V.).
https://dgkm.org/wp-content/uploads/2022/04/DGKM-Katastrophenmedizin_PRIOR_.pdf
https://www.bbk.bund.de/SharedDocs/Downloads/DE/Mediathek/Publikationen/Gesundheit/Sichtung/prior-download.pdf?__blob=publicationFile&v=10

Abb. 3-13: Mit freundlicher Genehmigung von Alexander Antonov.

Abb. 3-5 bis Abb. 3-19: Die Bildrechte für die Fotografien im Innenteil liegen bei Matthias Wach (Notfallsanitäter; Leiter Ausbildung, DRK Frankfurt am Main).

Alle weiteren Bilder wurden an medizinischen Trainingszentren durchgeführt und mit freundlicher Unterstützung zur Verfügung gestellt von:
Malteser Hilfsdienst gemeinnützige gGmbH, Bildungszentrum Rettungsdienst in Wetzlar, Ludwighafen, Trier, Korntal und Freiburg
Franz-Langsdorf-Platz 1, 35578 Wetzlar.

Sachwortverzeichnis

A

Absaugpumpe 74
Algorithmus
- Eintreffen an der Einsatzstelle 13
- Erstversorgung im Notfall 12
- mSTaRT 34, 89
- Prior 36, 89
- schnelle Trauma-Untersuchung 14
- Untersuchung 44

Allgemeinzustand 45
alter Patient, Trauma 104
Anamnese 50
Antidotgabe 94
Atemfrequenz 48, 65
- pädiatrischer Patient 101

Atemhilfsmuskulatur 65
Atemstillstand, pädiatrischer Patient 100
Atemweg
- alter Patient 104
- Beurteilung 45, 47, 69
- pädiatrischer Patient 100
- Sicherung 74
- Untersuchung 63
- verlegter 65

Atemwegseröffnung bei Verdacht auf Wirbelsäulenverletzung 64
Atemwegshilfsmittel 64
Atemwegsmanagement
- alter Patient 104
- Plan-B 75

Atemwegsmaßnahmen 63
Atemwegsverlegung 63
- pädiatrischer Patient 100

ATMIST 96
Atmung 24
- Beurteilung 48
- langsame, bei Hypothermie 83
- schnelle 55
- Unterstützung 26

Atmungskontrolle bei kältebedingtem Notfall 79, 83
Augenzeugen 41
Azidose, alter Patient 104

B

Bauchschmerzen, Schwangerschaft 103
Beatmung 24
Becken, instabiles 70
Beckenschlinge 70
- Anlage 71

Beckenstabilisierung, manuelle 70
Behandlung
- dringende 86
- sofortige 86

Behandlungs-Dreieck, pädiatrisches 99
Belüftung
- alter Patient 104
- Beurteilung 47, 69
- pädiatrischer Patient 100
- Schwangerschaft 103
- Untersuchung 65

Belüftungsmaßnahmen 66
Bewegungseinschränkung
- Extremität 73
- Halswirbelsäule 51
- Wirbelsäule 27, 28, 45, 51, 69
  - Durchführung 76
  - Improvisation 75
  - Indikation 73
  - Material 73

bewusstloser Patient 63, 69

Bewusstseinsstörung 73
Bewusstseinszustand 46, 65
- eingeschränkter 45, 46, 54
- pädiatrischer Patient 99
Blutdruck 69
- alter Patient 105
- pädiatrischer Patient 101
- systolischer 101
Blutung 26, 55
- arterielle 46, 55
- innere 56
- lebensbedrohliche siehe lebensbedrohliche Blutung 45
- spritzende 46, 55
- venöse 46, 55
Blutungsquelle 55
- Kontrolle 57
Blutverlust 54
Bradykardie
- hypothermiebedingte 83
- pädiatrischer Patient 101
BVOMIT 96

C

C-ABC-Schema 43, 53
Circulation siehe Kreislauf 69

D

Dauermedikation, alter Patient 105
Deeper Dive 40
Druck
- auf den Schamhügel 70
- über große Rollhügel 70
Druckpunkte 57
Durchblutung 48

E

Einsatzkraft
- Sicherheit 41
- verletzte 40
Einsatzstelle 16, 40
- Ankunft 40
- Augenscheinnahme 41
- Beleuchtung 41
- Beurteilung 40
- Gefahren 41
- instabile 40
- prolongierte Patientenversorgung 67
- Sicherheit 98, 102, 104
- Überblick 40
Entscheidungsfindung 43
Equipment, Einschätzung 67
Extremitätenblutung 57
- lebensbedrohliche 94

F

Fehlentscheidung, medizinische 94
Frakturbehandlung 72

G

Gefahr, lebensbedrohliche 42
Gefühlsstörung 27
Gefühlsverlust 73
geistig auffälliger Patient 54
Gerinnungsstörung bei Hypothermie 51, 80
Gerinnungszeit, verlängerte 80
Gesichtsverletzung 65
Großschadensereignis 84

H

Hals-Nacken-Verletzung 61
Halsverletzung, penetrierende 51
Halswirbelsäule
- Beurteilung 45, 47
- Bewegungseinschränkung 51, 73
- manuelle Stabilisierung 49
Halswirbelverletzung 45, 47
Hämostyptikum 60, 62, 68
Haut
- blasse 55
- Farbe 48
- feuchte, kalte 55
- Inspektion 48
Herangehensweise, initiale 43
Herzbeuteltamponade 54
Herzfrequenz, hohe 54
Herz-Kreislauf-Stillstand
- bei Hypothermie 83
- traumatisch bedingter 83
Herzstillstand nach stumpfem Trauma 83

high and tight-Prinzip 59
Hintergrundinformation 40
HWS-Orthese 28, 73
Hypothermie 29, 79
- Behandlung im Einsatz 81
- Einteilung 80, 82
- pädiatrischer Patient 101
- profunde 83
Hypothermie-Packung 81
Hypoxie, pädiatrischer Patient 101

I

Informationsquelle 42
ITLS Duty to Respond-Ansatz 98

J

Junctional-Wounds 61

K

Kindesmisshandlung 98
Kindesvernachlässigung 98
Klebeband 73
Koagulopathie bei Unterkühlung 51, 80
Kommunikation 94
Kopfstabilisierung, manuelle 76
Körperregionen-Untersuchung 49
- nach Umlagerung 53
Kreislauf
- alter Patient 105
- Beurteilung 45, 48, 55, 69
- pädiatrischer Patient 101
- Schwangerschaft 103

L

Lagebeurteilung 40
Lagerung des Patienten 69
Laktatazidose 51, 80
lebensbedrohliche Blutung 23, 45, 54, 68, 94
- Behandlung 46, 55
- Kontrolle 45
- Lokalisation 45, 56
- Zeichen 46
lebensbedrohliche Situation 78
lebensbedrohliche Verletzung 43
- Untersuchung 51
Lebensfähigkeit, Neugeborenes 102
lebensrettende Behandlung 52
lebensrettende Maßnahme 94
letale Trias 51
Lunge, kollabierte 54

M

Manuelle In-Line Stabilisierung 77
Medikamente, alter Patient 104, 105
Misshandlung
- im Alter 104
- Kind 98
Müdigkeit 55

N

Nackenverletzung, penetrierende 51
Nagelbettprobe 48
Neugeborenes, Überlebenschancen 102
neurologische Untersuchung, pädiatrischer Patient 100
Notfall
- kältebedingter 79
- letzten Schwangerschaftsdrittel 103
Notrettung 78

P

pädiatrische neurologische Untersuchung 100
pädiatrischer Patient 87, 98
- Anamnese 98
- Bewusstseinszustand 99
- Einschätzung 99
- neurologische Untersuchung 100
- Untersuchung 98
- Vitalzeichen-Normwerte 101
Pädiatrisches Behandlungs-Dreieck 99
Patienteneinschätzung 18, 43, 45
- Unterbrechung 49
Patiententransport 25
Patientenübergabe 72, 94
- Kommunikation 94
Plazentaablösung 103
Primary Survey 52
psychosoziale Unterstützung 72

Puls 48
- pädiatrischer Patient 101
- schwacher 55
Pulsfrequenz 69
Pulskontrolle 69
- bei kältebedingtem Notfall 79, 83

R

Reanimation bei Hypothermie 83
Reassessment 43
Rekapillierungszeit 48
Rückenlage 69
Rücken, Untersuchung 49

S

SAMPLE-Anamnese 50
Sauerstoffmangel, alter Patient 104
SBAR 95
Schädel-Hirn-Trauma 46
Schaulustige 41
Schienung 72
Schlaganfall 105
Schmerzempfinden, kindliches 98
Schmerzreduktion 26
Schnarchgeräusche 47, 63
Schnelle Trauma-Untersuchung 49, 50, 52
- Ergebnis 52
Schock 46, 48, 54, 55
- alter Patient 105
- neurogener 54
- pädiatrischer Patient 101
- Schwangerschaft 103
- Zeichen 54
Schutzausrüstung 41
Schwangerschaft
- Notfall 103
- Trauma 102
Schweizer Hypothermie-Skala 82
schwerverletzter Patient 25
- Ersteinschätzung 52
- Untersuchung 51
Schwindel 55
Seitenlage 47, 63
Sicherheit
- der Einsatzkräfte 41
- Einflussfaktor 40
Sichtung der Patienten 30, 84
- auf Zuruf 32, 84
- individuelle 86
Sichtungs-Algorithmus, individueller 87
Sichtungssystem 86
Spannungspneumothorax 54
- Nadeldekompression 94
Spezialkräfte anfordern 42
Spineboard 72, 74, 103
Stuhlinkontinenz 55
Sturz, alter Patient 105

T

Taubheit in den Extremitäten 73
Thoraxuntersuchung 48
Tod 87
Tourniquetanlage 57, 68, 69, 94
Transport 25
Transportpriorität 86
- sekundäre 86
- tertiäre 86
Transportverzögerung 53, 72
- Einflussfaktoren 67
- Grund 67
Trauma
- betagter Patient 104
- im Kindesalter 98
- Schwangerschaft 102
Trauma-Untersuchung, schnelle 14, 49, 50, 52
Triade des Todes 80
Triage 30, 84
- individuelle 86
Triage-Algorithmus, individueller 87
Triage-Kategorien 30
Triage-System 86
Trochanter, großer, Druckausübung 70

U

Überdosis 46
Übergabe das Patienten 32
Umbles 80
Umgebungseinfluss 46, 48
Umlagerung des Patienten 53
Unterkühlung 51, 79
- pädiatrischer Patient 101
- Schutz 67

Unterstützung, psychosoziale 72
Untersuchungsalgorithmus 44

V

Vena-cava-Kompressionssyndrom 103
Verband mit eingebautem Ventil 66
Vergiftung 46
Verlaufskontrolle 43
- nach Umlagerung 53
- regelmäßige 55, 68, 94
Verletzung
- komprimierbare 56
- Körperstamm 61
- lebensbedrohliche 43, 51, 86
- leichte 86
- Schultergelenksbereich 61
- schwerwiegende 86
- Übergangsbereich 61
Verletzungsschwere 30
Versorgung
- abwartende 87
- dringende 86
- prolongierte, an der Einsatzstelle 67
- sofortige 86
- während des Transports 67
verstorbener Patient 87
Verwirrtheit 47
Vitalzeichen, pädiatrischer Patient 101

W

Wärmeerhalt 29, 49, 51
Wärmeverlust 79
WASB-Schema 28, 45, 47, 53
Wirbelsäule
- Abwehrspannung 73
- Bewegungseinschränkung 27, 28, 45, 51, 69
  - Durchführung 76
  - Improvisation 75
  - Indikation 73
  - Material 73
- Schmerz 73
Wirbelsäulenbrett 72, 74
Wirbelsäulendeformität 27, 73
Wirbelsäulenverletzung
- Atemwegseröffnung 64
- Untersuchung 28
- Verdacht 64, 69
Wunde, direkter Druck 57, 68
Wund-Gaze 61
Wundtamponade 68

Z

Zeitverlauf 42
zugrunde liegende Erkrankung 46
Zustimmung des Patienten 98

Anzeigen